MAP OF TEENS

MT 한의학

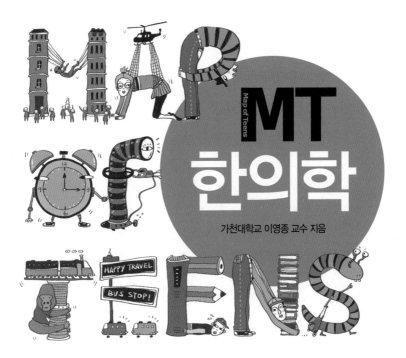

Map of Teens

MT 한의학

가천대학교 이영종 교수 지음

청어람 장서가

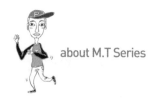

시리즈를 발간하며

대학입시에 대한 관심이 우리나라처럼 높은 곳도 없을 것이다. 하지만 대학에 대한 많은 관심에도 불구하고, 막상 대학에 가서 무엇을 배우는지에 대해서는 학생과 학부모 모두 구체적으로 모르고 있는 것 같다. 이는 대학교육의 실질적 내용보다는 대학졸업장 취득여부에만 큰 관심을 기울이는 세태의 반영일 수도 있지만, '대학 가는 것'을 인생의 중요한 목표로 삼고 있는 중·고등학생들에게 대학의 교육내용을 쉽고 친절하게 설명해 주는 자료가 없었기 때문일 것이다.

〈나의 미래 공부〉시리즈 Map of Teens는 중·고등학생들의 후회 없는 선택과 성공적인 공부를 위해 기획되었다. 자신의 삶을 크게 테두리 지을 대학의 각 분야별 공부가 구체적으로 어떤 것인지 스스로 읽고 판단하는 데 도움이 될 것이다. 이것이 내가 정말로 하고 싶은 것인지, 잘 할 수 있을 것인지를 스스로 또는 부모님, 선생님과 함께 고민하고 결정할 수 있게 만들어 줄 것이다. 아직 자신의 적성을 모른다면, 이 시리즈에 포함된 다양한 공부의 길들을 비교해보면서 역으로 자신의 흥미와 열정을 발견

할 수도 있을 것이다.

대학의 다양한 학문들이 무엇을 배우고 연구하는지를 아는 것은 단지 '나의 선택' 만을 위해 중요한 것은 아니다. 사회의 다른 구성원들이 무엇을 공부하는지 아는 것도 매우 중요한 일이다. 사회의 범위가 지구촌으로 확대되고 있는 지금, 나의 이웃들이 무엇에 관심을 가지고 공부하고 있는가를 아는 것은 우리 모두의 공동 번영을 위해 필수적일 수밖에 없다. 이런 경향을 반영하듯 각 학문들은 서로의 분야를 넘나들며 융합되고 있고, 대학에서 한 가지 전공만을 공부한다는 것은 이제 지난날의 일이 되었다. 사회에서 요구하는 인재상도 멀티플전공으로 바뀌고 있다. 우리가 자신만의 전문성을 가지되 다양하고 폭넓은 공부를 해야 되는 이유가 여기에 있다.

〈나의 미래 공부〉시리즈 Map of Teens는 이러한 시대적 요청에 충실하면서도, 수많은 학문들의 내용을 자세히 들여다 볼 시간이 없는 독자들을 위해 각 분야의 핵심을 한눈에 알아볼 수 있도록 요약하려고 노력하였다. 여기에는 각 해당 분야 전공자들의 많은 노력이 숨어 있다. 오랜 시간 축적돼온 각 학문의 내용들과 새롭게 추가되는 연구 성과들을 가능하면 우리 실생활과 연관시켜 쉽고 재미있게 설명하기 위해 고심한 필자들의 노고에 감사드린다. 이 시리즈가 중·고등학생들이 미래를 찾아가는 학문 여행에 꼭 필요한 지도가 되길 바라며, '나만의 미래 공부' 를 찾아 여행을 떠나보자.

2012년 11월
시리즈 기획위

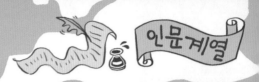

국문학 | 영문학 | 중문학 | 일문학 |
문헌정보학 | 문화학 | 종교학 | 철학 |
역사학 | 문예창작학

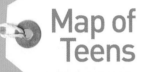

Map of Teens

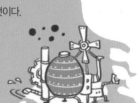

여행을 떠나기 전
학과 지도를 펼쳐보자

세상은 넓고 학과는 많다.
학과에 대한 호기심과 나에 대해 알아보려는 의지만 있으면 여행 준비 끝!
자, 이제부터 나의 미래를 찾기 위해 힘차게 떠나보자!
놀라운 학과 세계와 지적 모험이 여러분을 기다리고 있을 것이다.

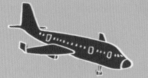

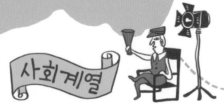

사회계열

심리학 | 언론홍보학 | 정치외교학 | 사회학 | 행정학 | 사회복지학 | 부동산학 |
경영학 | 경제학 | 관광학 | 무역학 | 법학 | 행정학

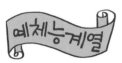

예체능계열

영화학 | 음악학 | 디자인학 | 사진학 |
무용학 | 조형학 | 공예학 | 체육학

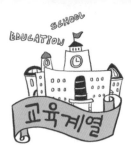

교육계열

교육학 | 교육공학 | 유아교육학 | 특수교
육학 | 초등교육학 | 언어교육학 | 사회교육
학 | 공학교육학 | 예체능교육학

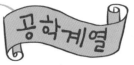

공학계열

생명공학 | 기계공학 | 전기
공학 | 컴퓨터공학 | 신소재
공학 | 항공우주공학 | 건축
학 | 조경학 | 토목공학 | 제
어계측학 | 자동차학 | 안경
광학 | 에너지공학 | 환경공
학 | 화학공학

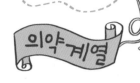

의약계열

의학 | 한의학 | 약학 | 수의학 | 치의학 | 간
호학 | 보건학 | 재활학

물리학 | 화학 | 천문학 | 수학 | 통계학 | 식품
영양학 | 의류학 | 지리학 | 생명과학 | 환경과
학 | 원예학

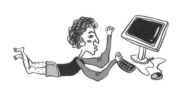

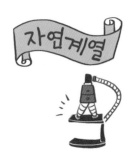

자연계열

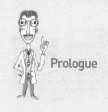
학문에 대한 막연한 동경은 접고,
특성과 자신의 적성을 알자!

가끔 주위에 계신 분들로부터 자녀가 한의과 대학에 가려고 하는데, 조언을 해 달라는 부탁을 받는다. 그분들이 듣고 싶어 하는 내용은 주로 한의과 대학의 입학 수준과 한의과 대학을 졸업한 후의 전망 등이다. 부모들은 자녀가 경제적으로 안정된 한의사라는 전문직으로 살아가기를 간절히 원하는 것 같았다. 그러나 평생 한의사로서 살아가는 길을 선택한다면, 최소한 한의학이라는 학문의 특성이 무엇인지, 그리고 무엇보다 당사자인 자녀가 한의사라는 직업을 보람으로 느끼며 살아갈 수 있는 성품을 가지고 있는지 등을 알아야 한다고 생각한다.

이 책은 한의학이라는 학문의 특성을 있는 그대로 설명해 막연하게 한의과 대학을 동경하는 수험생들에게 한의학에 대한 사전 지식을 알 수 있도록 한 것이다.

한의학은 2,000년 이상 우리 민족과 함께 해왔으며, 오늘날 서양의학이 눈부시게 발전하고 있음에도 불구하고 서양의학과 경쟁과 협조를 하며 국민 건강을 위해 역할을 다하고 있다. 앞으로도 더 오랜 세월을 우리 민족과 함께 할 것이며, 분명 거기에는 이유가 있을 것이다. 이 책을 통해 그 이유를 조금이나마 이해했으면 한다.

한의학이라는 전문적인 내용을 쉽게 설명하려고 노력했지만 아무래도 너무 딱딱하고 어려운 내용이 많은 것 같다. 이 책은 한의학에 대한 광범위한 지식을 소개하는 책이므로, 순서대로 읽을 필요도 없으며, 책 전체를 읽을 필요도 없다. 이해하기 어렵고 너무 딱딱하며 지루한 부분은 생략해도 좋겠다. 다만 어느 부분을 읽든지 한의학이라는 학문을 정확히 이해하여 대학의 학과 선택에 도움이 되었으면 하는 바람이다.

이 책에 자주 사용되는 서양의학이라는 용어는 공식 명칭이라고 볼 수 없다. 다만 한의학이라는 명칭에 대응하는 의미에서 서양의학이라는 용어를 선택하였으니 양해하기 바란다. 의료 2원화 체계인 우리나라 실정에서는 의학이라는 큰 틀에 서양의학과 한의학이 존재하기 때문에 서양의학을 의학이라고 표현한다면 혼선을 빚을 수 있어 이를 피하기 위해서다.

이 책은 대한한의사협회에서 펴낸 〈알기 쉬운 우리의 한의학〉, 신재용 선생이 지은 〈알기 쉬운 한의학〉, 조헌영 선생이 지은 〈통속한의학원론〉, 이종찬 선생이 지은 〈서양의학과 보건의 역사〉 등을 부분 참조하고 인용하였음을 밝혀두며, 이 책의 원고를 준비하는 과정에서 자료를 정리하여 준 오현곤 학생에게 감사의 말을 전한다.

2012년 11월
저자 이영종

CONTENTS

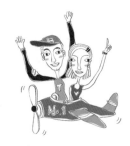
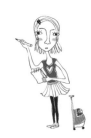

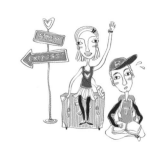

한의학, 의술을 향해 열정을 쏘다!

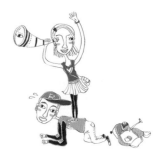

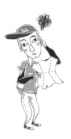

한의학으로 미래를 상상하다

이 교수님의 학문 이야기 … 218

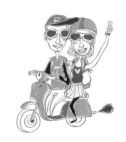

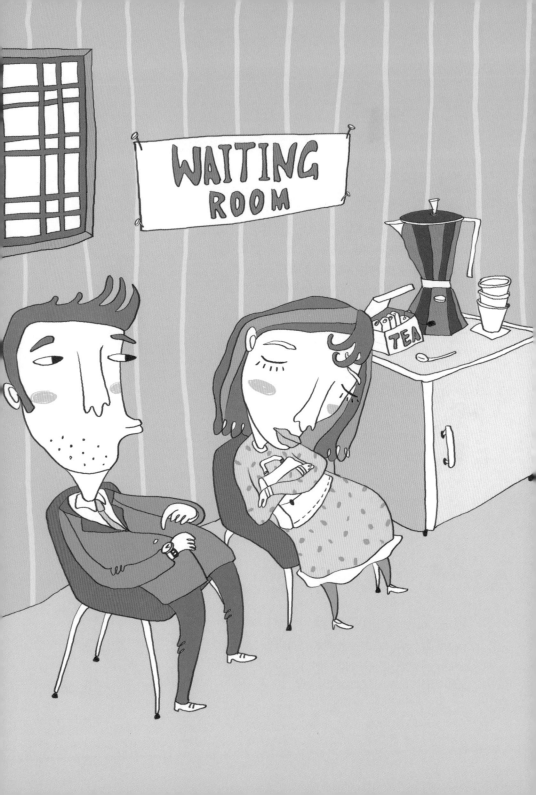

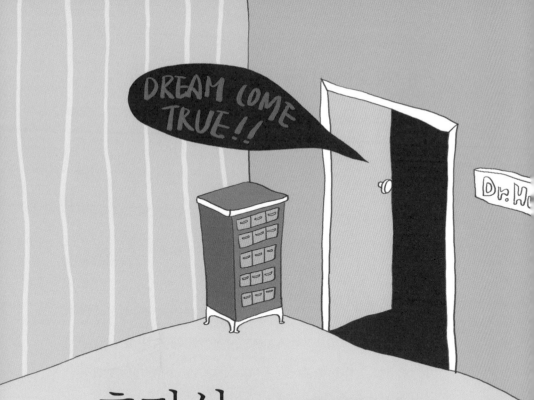

호기심으로 펼쳐보는
한의학여행 안내서

세계의 시선이 한의학에 집중되고 있다!

최근 세계적으로 전통의학과 보완대체의학에 대한 관심이 매우 높아지고 있다. 세계보건기구(WHO)는 전통의학이 1차 보건의료로서 매우 중요한 역할을 할 수 있음을 강조하며, 각국에 법적 제도적 뒷받침을 해줄 것을 권고하고 있다.

미국과 유럽 등 서구 시민들이 자연요법을 선호하는 것과 함께 증가하는 웰빙에 대한 욕구는 건강관리와 질병 치료에 대한 새로운 변화를 요구하고 있다. 이는 보완대체의학 시장이 활성화되는 계기이기도 하다.

질병을 '치료하는 것'에서 '예방하는 것'으로 방향을 전환하려는 선진국 정부의 공공 의료정책이 반영되어, 보완대체의학의 각 분야, 즉 한약재와 건강보조식품과 같은 천연물 요법과 침 요법, 요가, 참선 등 비약물 요법 등에 대한 관심이 증가했으며 이에 대한 소비도 증가하였다.

호기심으로 펼쳐보는
한의학여행 안내서

보완대체의학이라는 용어가 보편적으로 알려지기 시작한 것은 1992년 미국에서였다. 이후 점차 각국의 보건당국과 의학계에서 관심을 갖기 시작했다.

그전까지만 해도 보완대체의학은 의학계에 거의 알려지지 않았다. 그러나 미국 국립보건원(NIH : National Institutes of Health)에서 대체의학국(OAM : The Office of Alternative Medicine)을 신설해 보완대체 치료법이 매우 유익하다는 사실을 알리기 시작했으며, 이때부터 전통의학 분야가 함께 참여할 수 있게 되었다. 대체의학국은 이후 국립보안대책의학센터(NCCAM : National Center for Complementary and Alternative Medicine)로 발전하였다.

미국 국립보건원에 대체의학국이 신설된 것은 아이오와 주의 상원이었던 톰 하킨 의원의 공이 컸다. 두 명의 누이가 유방암으로, 아버지가 흑폐증으로 세상을 떠난 이후 그는 건강과 예방의학에 큰 관심을 갖게 되었다고 한다. 그는 미국의 건강관리 체계가 병을 예방하여 건강을 유지하여 주는 것이 아니라 이미 병에 걸린 사람들을 관리하는 체계라고 비판하면서, 병을 예방하기 위해서는 대체의학이 필요하다고 주장한 것이다.

보완대체의학은 지속적인 성장을 할 것으로 예측된다. 현재 우리나라를 비롯해 미국, 유럽, 중국, 일본 등은 점차

고령화되고 있다. 이들 고령 인구층은 건강을 증진시키고 만성질환을 다루는 요법으로 보완대체의학의 치료방법과 제품을 선호하고 있다. 즉 고령화 사회에서 노인들의 건강관리에 보완대체의학이 상당한 장점이 있음을 인식하고, 이에 대한 수요가 증가하고 있는 것이다.

또한 인터넷의 발달은 보건의료 시장의 접근성을 높이고 있어 보완대체의학 시장이 활성화되는 데 기여하고 있다. 인터넷을 통해 보건의료 자원에 대한 접근이 용이해져 자신의 건강을 스스로 판단하고 건강은 본인이 관리해야겠다는 의식이 높아진 것이다.

그리고 녹색 소비운동의 확산과 자연주의 선호사상은 보다 자연 친화적인 보완대체의학 시장을 활성화시키는 역할을 할 것이다. 그밖에도 보완대체의학 요법의 안전성, 유효성이 증명되는 사례가 증가할 것이고, 천연물을 이용한 새로운 약물이 개발되어 공급되는 것도 보완대체의학 시장의 성장을 도울 것이다.

세계 보완대체의학 시장의 규모는 명확하게 산정할 수는 없지만, 2007년도 당시 2,100억 달러 이상의 규모가 되는 것으로 추산되었으며, 이 중 한의학을 비롯한 동양 전통의학에 대한 한국, 중국, 일본 3개 시장의 규모는 352억 달러로 산출되었다.

그리고 세계보건기구에 따르면 보완대체의

〈세계 대체 의학 시장의 현황 및 향후 전망에 관한 연구〉를 일부 참조하였습니다.

학 가운데 약용식물 산업은 608억 달러 이상의 가치가 되는 것으로 평가되며, 세계인구의 80%인 40억 인구가 1차 의료의 용도로 천연 식물약을 사용하고 있어, 이는 지속적으로 증가할 것으로 기대되고 있다.

보완대체의학 가운데서도 가장 체계적이고 전통이 있는 한의학은 그 역할이 전 세계적으로 지속적으로 확대될 것이 분명하다.

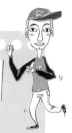

닉슨의 중공방문을 계기로
서방세계에 알려진 동양의학

1972년 2월 미국 37대 대통령인 닉슨 대통령이 중국을 방문하였다. 당시는 동서 냉전 시대로 미국을 중심으로 하는 서방세계와 소련(러시아 전신)을 중심으로 하는 동구 사회주의세계가 치열한 각축전을 벌이던 때였기 때문에 닉슨 대통령의 중국 방문은 세계의 이목을 받기에 충분하였다. 이를 계기로 죽의 장막(중국의 대비공산권 여러 나라에 대한 배타적 정책)에 갇혀 있던 중국의 여러 모습이 서방세계에 알려지게 되었는데, 특히 닉슨 대통령의 앞에서 이루어진 중국의 침술 마취는 서방세계의 큰 관심을 끌었다.

침 시술을 통해 통증을 없애줌으로써 마취약의 부작용 없이 수술을 하는 모습은, 동양의 신비한 전통의술이 서방세계에 널리 알려지는 계기가 된 것이다.

이로부터 30여 년의 세월이 흘렀다. 그동안 신비한 전통의술로 알려진 동양의학은 전 세계에 퍼지게 되었다. 침술은 이미 서양의학의 교과서에도 실려 있다.

 호기심으로 펼쳐보는
한의학여행 안내서

발전을 거듭하는 의학은 과연 완성될 수 있을까?

오늘날 주류 의학인 서양의학은 급속도로 발전하고 있다. 지금은 신의 영역이라 할 수 있는 생명을 복제하는 것도 가능할 만큼 경이로운 발전을 이룩했지만, 18세기까지만 해도 과학과 기술을 토대로 하는 의학이라고 보기에는 초라한 형편이었다.

의료기구라고 부를 만한 것도 없었다. 최초의 의료기구라 할 청진기조차도 19세기 초에야 발명되었다. 18세기까지도 의사들은 고대 그리스의학의 '체액설(體液說)'을 받아들이고 있었다. 체액설은 히포크라테스 학파의 의학 이론으로, 자연은 공기, 불, 흙, 물이라는 네 가지 원소로 구성되어 있고, 각 원소는 서로 대립되는 특질이 있다는 것이다. 인체도 여기에 대응하는 네 가지 체액, 즉 공기에 대응하는 혈액(blood), 불에 대응하는 황담즙(yellow bile), 흙에 대응하는 흑담즙(black bile), 물에 대응하는 점액(phlegm)으로 구성되어 있다는 것이다.

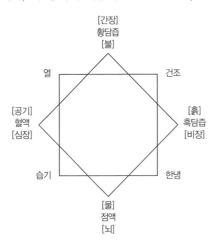

체액설의 관점에서 볼 때 인간의 건강은 각 체액이 안정된 평형상태를 이루고 있는 상태이며, 체액의 불균형이 생기면 건강을 잃은 것으로 보았다.

체액설을 기본으로 하던 질병

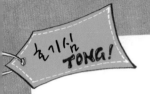

에 대한 이해를 근본적으로 변화시킨 것은 해부학적 관점, 그중에서도 병리 해부학의 발전이었다. 이탈리아 파두바 대학 교수였던 베살리우스는 처형된 죄수들을 해부하여 1543년 〈인체의 구조에 관하여〉를 발표하였다. 당시 이탈리아에서는 범죄인의 해부는 가능하도록 허락되었다.

베살리우스는 모든 해부학적 진술과 가설들은 인체를 절개하고 관찰함으로써 검증되어야 한다는 새로운 원칙을 제시하여 의학에 매우 큰 공헌을 하였다. 17세기 초에는 병리학적 변화를 보기 위해서는 시체를 해부하는 것은 흔한 일이 되었고, 이후 프랑스의 비샤는 한 걸음 더 나아가 임상적인 관찰과 병리적 해부라는 근대 서양의학의 기초를 확립하는 데 기여하였다. 비샤는 임상적인 해부와 관찰을 통해 인체의 기관(organ)이 조직(tissue)이라는 더 작은 단위로 분석될 수 있음을 제시한 것이다. 이로 인해 그는 조직학(histology)의 아버지로 불린다.

질병의 원인이 세균이라는 사실이 확립된 것은 19세기에 이르러서였다. 현미경이 발견된 후로 바시는 누에고치병이 곰팡이균에 의해 전파된다는 사실을 밝혔고, 독일의 돈네는 여성 생식기에 기생하는 질 트리코모나스를 발견하였다.

이러한 개개의 발견들이 세균학이라는 새로운 학문의 발전으로 이어진 것은 루이 파스퇴르에 의해서였다. 그는 발효에 관한 연구를 통해 어떤 경우에서도 발효가 생물의 존재와 그 활동에 의해서 생겨난다는 사실을 알게 되었다. 이 과정에서 일정한 온도로 단시간 가열해서 발효에 필요한 생물 이외의 모든 생물의 활동을 억제하거나 죽여서 제거하는 살균법인 '파스퇴르법(저온살균법)'을 개발하였고, 부패도 발효와 마찬가지로 미생물의 활동에 의해 생겨나는 현상이라는 것을 밝혀냈다. 세균학(미생물학)의 발전으로 전염병과 감염질환의 합리적인 치료와 예방이 광범위하게 가능해진 것이다.

이처럼 서양의학은 해부조직학과 미생물학의 발전을 토대로 19세기 후반에서야 비로소 근대의학 교육이 이루어졌다. 불과 수십 년만에 오늘날과 같은 눈부신 발전을 이룩한 것이다. 앞으로도 계속하여 눈부신 발전을 거듭할 것이다.

아직은 불치병인 에이즈라든지 암과 같은 질환도 가까운 미래에는 치료할 수 있을 것이며 인간의 수명은 지금보다 더 늘어날 것이다. 그렇다면 의학이 더욱 발전하여 인간이 질병과 죽음으로부터 완전히 해방되어 누구나 꿈꾸는 늙지도 않고 죽지도 않는 그런 날이 올 수가 있을까?

아마 그런 날은 오지 않을 것이다. 모든 사람이 천년만년 산다면 어떻게 되겠는가. 그런 날이 온다면 인류에게 더 큰 재앙이 될 것이다. 살아 있는 자는 언젠가는 죽을 수밖에 없고, 인간이 죽을 수밖에 없다는 것은 의학이 완성될 수 없다는 것과 같다.

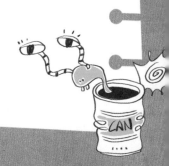

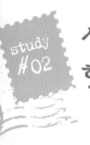

서양의학의 한계를 푸는 열쇠, 한의학!

몇 년 전 TV 드라마로 방영되어 많은 시청자를 울렸던 『가을동화』의 여주인공은 백혈병으로 죽어갔다. 드라마나 소설이 독자의 심금을 울리려면 주인공이 뇌종양이나 백혈병과 같은 희귀하면서도 본인의 의지와는 상관없이 불행하게 불치병에 걸려 고난에 처하게 되는 줄거리여야 한다. 만일 여주인공이 변비나 무좀으로 고생하고 있다고 한다면 독자의 마음을 울릴 수 있겠는가?

여러분은 오 헨리의 〈마지막 잎새〉를 읽었을 것이다. 이 작품은 폐렴으로 사경을 헤매는 젊은 여주인공 존시를 살리는 화가 베어먼 노인의 이야기를 통해 삶과 죽음의 의미를 그려내고 있다. 폐렴에 걸린 존시는 창밖의 마지막 잎새가 떨어지면 자신도 죽을 것이라고 생각하였다. 비바람이 심하게 몰아치던 밤에 베어먼 노인은 벽에 혼신의 힘을 다해 담쟁이 잎을 그린다. 그리고 밤이 지나고 아침이 되었을 때 존시는 나무에 아직도 마지막 잎새가 붙어 있는 것을 보고 삶의 의욕을 느껴 살아난다는 이야기다.

전 세계 독자들이 즐겨 읽는 소설이다. 여주인공은 폐렴에 걸렸다. 지금 세상 같으면 주인공이 걸릴 병이 결코 아니다. 물론 지금도 폐렴은 만만히 볼 병은 아니지만 그래도 죽음을 피할 수 없을 만큼 심각한 병은 아니기 때문에 소설의 주인공이 걸릴만한 병은 못된다. 그러나 〈마지막 잎새〉가 발표된 1905년 무렵의 폐렴은 지금의 백혈병만큼이나 죽을 수 있는 확률이 매우 높아 독자의 심금을 울리기에 더없이 좋은 병이었을 것이다. 서양에서의 폐렴은 1928년 페니실린이라는 약이 발견되고 나서야 치료될 수 있는 병이었다.

서양의학이 발달하면서 인류가 개발한 수많은 약들 중에 페니실린은 수많은 사람들의 생명을 구하고 희망을 안겨준 '기적의 약'이라고 불리며, 인류 역사상 최고의 약이라는 찬사를 받았다.

페니실린은 영국의 세균학자 플레밍이 1928년에 발견한 것이다. 그는 포도상구균 계통의 화농균을 배양하던 중 장기간 실험실을 비운 사이에 한 개의 배양접시에서 세균 무리가 죽어있는 것을 우연히 발견하였다. 그는 배양접시에 곰팡이가 자라면서 세균이 자라지 못했다는 사실을 깨달았다. 그 곰팡이가 페니실리움 속에 속하는 푸른곰팡이임을 확인하고 페니실리움 속에 속하는 곰팡이가 생산하는 물질이 세균에 대해 항균작용이 있음을 알아내고 이를 페니실린이라고 명명하였다.

몇 년 뒤 플로리와 체인은 페니실린을 정제하여 결정 형태로 생산하였으며, 몇 차례의 동물실험을 통해 페니실린의 강력한 항균작용을 입증하였다. 페니실린은 이제 인류 역사상 최고의 약이 되었고, 페니실린의 출현으로 인류는 세균으로부터 해방되었다고 사람들은 감격해마지 않았다.

실제로 대량생산되기 시작한 1940년 이후 페니실린은 제2차 세계대전 때 상처의 염증으로 전장의 이슬로 사라질 운명에 처했던 수많은 부상병들의 생명을 구해냈다. 폐렴에 걸린 영국 수상 윈스턴 처칠도 페니실린 덕분에 건강을 회복해 전쟁을 지휘하여 제2차 세계대전을 승리로 이끌었다고 한다. 이처럼 페니실린의 개발로 인류는 항생제의 시대를 열었고 세균과의 싸움에서 강력한 무기를 얻게 된 것이다.

그렇다면 인류는 세균으로부터 정말 해방되었는가? 답을 먼저 말한다면 결코 해방될 수 없다는 것이다. 세균들도 조물주의 입장에서 본다면 피조물이다. 그들도 대대손손 생명을 이어나갈 권리가 있는 것이다. 세균들도 나름대로 살아남기 위하여 몸부림칠 수밖에 없고, 아마도 인류보다 더 오랜 시간 동안 지구의 주인으로 살아갈 것이다.

실제로 페니실린의 발견 이후, 세균들은 항생제에 맞서 보다 강한 내성을 갖게 되었고, 이에 따라 더 강력한 항생제가 출현하고 있지만 지금은 어떤 항생제에도 죽지 않는 슈퍼바이러스가 출현한 실정이다.

슈퍼바이러스는 1996년 일본에서 처음으로 발견되었다. 지금으로서는 가장 강력한 항생제라고 할 수 있는 반코마이신에 내성을 가진 포도상구균이 발견된 것이다. 반코마이신은 1세대 항생제인 페니실린과 2세대 항생제인 메티실린에 이은 대표적인 3세대 항생제다.

피부감염이나 각종 패혈증의 원인이 되는 황색포도상구균, 요로 감염이나 창상 감염의 원인인 장구균, 폐렴을 유발하는 폐렴구균에 대한 최후의 방어선이다. 반코마이신이 듣지 않을 경우 현재로선 이런 병을 치료할 방법이 없는 상태다.

슈퍼바이러스는 어떤 하나의 균을 지칭하는 것이 아니라, 항생제에 내성을 가진 균들을 총칭하는 말이다. 포도상구균 외에도 대장균 등 다른 균에서도 내성이 강한 변종이 점차 늘어나고 있다. 폐렴이나 중이염 등을 일으키는 폐렴구균의 페니실린에 대한 내성률은 일본, 미국, 유럽 각국에서 80년대 초에 비해 크게 30%~60%까지 증가했다. 의학계는 여러 항생제의 복합 투여 방식으로 균에 대항해 왔으나 항생제에 내성을 가진 슈퍼바이러스의 등장으로 간단한 투약으로 치료됐던 환자가 고가의 항생제를 투여하여야 간신히 낫고, 그마저도 듣지 않아 사망하는 경우가 늘고 있다.

세균은 자신이 노화 등으로 약해지면 다른 세균으로부터 자신을 보호하기 위해 스스로 독성 물질을 만들어낸다. 항생제는 세균이 스스로 만든 독성물질을 이용하여 만들어진다. 다시 말하면, 세균에게는 항생제를 만들 수 있는 능력과 이에 대항할 수 있는 능력이 동시에 있는 것이다. 따라서 한번 항생제 투여를 받은 세균은 DNA변이를 통해 다음에 그 항생제를 다시 만났을 때 견뎌낼 수 있도록 진화한다. 무분별한 항생제 투여가 21세기 새로운 재앙이 될지 모를 슈퍼바이러스의 출현을 부추긴 것이다.

세계보건기구(WHO)는 항생제 내성으로 발생하는 문제가 '전쟁보다 무서운 재앙'이라고 규정하였다. 세계 각국은 WHO와 함께 항생제 내성 감시 기구를 설립하여 운영하고 있으며, 인간과 동물에 대한 항생제 오·남용을 막기 위해 애쓰고 있다. 그러나 슈퍼바이러스 정복은 험난한 길일 수밖에 없다. 우선 현재까지 개발된 항생제 중에 내성균이 발견되지 않은 것이 하나도 없다.

슈퍼바이러스의 출현으로 인류는 지금까지의 항생제와는 전혀 다른 방식으로 작동하는 항생제를 필요로 하게 되었다. 그러나 막대한 시간과 비용을 들여 새로운 항생제를 개발한다고 해도, 거기에 내성을 가진 바이러스의 생장 속도가 훨씬 빠르기 때문에 완벽한 항생제는 존재할 수 없을 것이다. 바이러스와의 끝없는 싸움에서 인류는 결코 승리하지 못하고, 끝없이 바이러스를 뒤쫓아 가야만 하는 운명일 수밖에 없는 것이다.

이처럼 세균학은 서양의학의 핵심부분으로 서양의학 발전의 원동력이기도 하지만, 다른 한편으로는 서양의학의 한계라는 양면성을 갖고 있다. 이러한 서양의학의 한계를 보완하는 방법은 결코 없는 것일까? 우리는 한의학에서 그 답을 찾을 수 있다고 말한다.

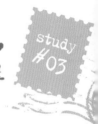
지난 수세기 동안 동서양의 문명이 충돌하기 시작한 이후, 자연과학 분야에서 동양 문명이 그 실용적 존재 의의를 지금까지 유지하고 있는 분야는 한의학을 제외하고는 거의 없다고 할 수 있다. 동양에서 이루어진 자연과학에 속한 다른 학문들은 지금은 대부분 파산하여 버렸고, 그래서 역사 속에서만 살아 있는 형편이다.

그러나 한의학은 최첨단 과학시대인 지금도 건재하고 오히려 갈수록 그 존재 의의가 높아지고 있다. 특히 서양의학은 신의 영역이라 할 수 있는 생명의 복제가 가능할 정도로 눈부시게 발전하였는데, 이러한 서양의학과 당당하게 경쟁하여 한의학이 존재할 수 있다는 것은 정말 놀라운 일이 아닐 수 없다. 한의학은 서양의학과 어느 때는 협조하고 어느 때는 경쟁하면서 앞으로도 오랜 세기 동안 인류의 건강을 위해 존재할 것이다.

이쯤 되면, 이런 질문을 할 것이다. "한의학이 그렇게 훌륭한 의학이라면 한의학의 좋은 부분을 서양의학에서 흡수할 수도 있을 텐데, 왜 흡수하지 않을까요? 의학은 인간의 생명을 대상으로 하는 학문으로, 인류가 체득한 모든 지혜를 동원하여 치료에 임해야 할 텐데 굳이 서양의학과 한의학을 구별해 놓을 필요가 있을까요?"

이에 대한 답변은 상당히 복잡하고 어렵다. 사실 한의학 가운데서도 핵심이라 할 수 있는 침구학(針灸學)을 비롯한 상당 부분은 이미 서양의학의 교과서에 실려 있다. 그렇다고 한의학이 서양의학에 흡수되었다고 말할 수는 없다. 앞에서 이야기한 것처럼 한의학은 서양의학과 어느 때는 협조적이고 어느 때는 경쟁적인 위치에서 존재하고 있다. 이처럼 한의학의 존재 이유가 뚜렷한 것은 한의학이 서양의학과는 다른 이론 체계와 인간관, 그리고 질병관을 갖고 있으며, 이에 따른 치료 방법의 독자성을 갖고 있기 때문일 것이다.

좀더 구체적으로 이야기한다면, 첫째는, 한의학은 인간을 대상으로 하되 자연 현상을 설명하는 음양(陰陽)이나 오행(五行)과 같은 이론을 기본으로 하고 있고, 기(氣)라든지 경락(經絡)이라든지 하는 서양의학의 용어로는 설명할 수 없는 개념으로 해석하고 실천하기 때문에 서양의학으로 편입되기가 힘들 수밖에 없다.

둘째는, 한의학은 과학인 동시에 기술이며, 기술인 동시에 과학이라는 점이다. 의학의 목적은 인체의 구조나 생리, 그리고 병의 원인이나 증상 등을 밝히고 인식하는 데 그치는 것이 아니라, 최종적으로는 병을 고쳐 인간의 고통을 덜어 주어야 한다는 데에 있다. 아무리 병을 잘 인식하고 진단했다 할지라도 병이 고쳐지지 않으면 의미가 감소할 수밖에 없다. 병을 고치기 위해서는 경험적으로 많은 시행착오를 거쳐 의미 있는 결과가 축적되어야 한다. 이런 점에서 한의학은 우리 선조들이 직접 의료행위를 실천하면서 축적한 치료 경험이 풍부하게 담겨 있는 보물창고라고 할 수 있다.

이미 확실한 치료 경험으로 축적된 기술이 세월이 변했다고 해서 효과까지 변할 수는 없다. 그러므로 한의학은 이미 축적해 놓은 풍부한 치료 기술만으로도 존재 의의가 충분하다고 할 수 있다.

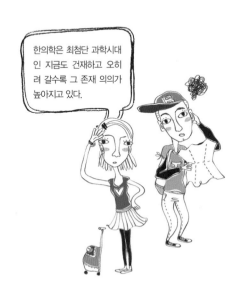

한의학은 최첨단 과학시대인 지금도 건재하고 오히려 갈수록 그 존재 의의가 높아지고 있다.

나도 한의사가 되어볼까?

"왜 한의과 대학에 진학하려는 것일까?"라는 질문은 "한의과 대학을 졸업한 후에 무엇을 할 수 있는가?" 라는 질문과 같다고 할 수 있다. 한의과 대학은 국민건강을 책임질 전문의료인인 한의사를 정부(보건복지가족부)로부터 위임받아 교육하여 양성하는 곳이다. 그러므로 한의과 대학의 교육은 자질을 갖춘 한의사를 양성하는 데 그 첫 번째 목표가 있다. 한의사의 역할을 정의하여 본다면 한의사란 한의학 이론을 근거로 인체의 건강 상태와 질병을 진단하고 침구, 약물, 기타 한방 요법 등을 통해 질병을 치료하고 재활, 예방을 담당하는 전문의료인이라고 할 수 있다.

한의사는 무엇을 하는 사람일까?

한의사라는 존재는 의료법에 근거하고 있다. 의료법 제2조에 '의료인이란 보건복지가족부장관의 면허를 받은 의사 · 치과의사 · 한의사 ·

조산사 및 간호사를 말한다'라고 되어 있다. 그러므로 한의사는 의사, 치과의사, 조산사 및 간호사 등과 함께 의료인이라고 할 수 있다.

그렇다면 의료인이란 무엇을 하는 사람일까? 의료법 제2조에 '의료인은 종별에 따라 다음 각각의 임무를 수행하여 국민보건 향상을 이루고 국민의 건강한 생활 확보에 이바지할 사명을 가진다'라고 하였으며, '한의사는 한방 의료와 한방 보건 지도를 임무로 한다'라고 하였다. 그러므로 '한의사는 한방 의료와 한방 보건 지도를 임무 수행하여 국민보건 향상을 이루고 국민의 건강한 생활 확보에 이바지할 사명을 가지는 역할을 한다'라고 요약할 수 있다.

이처럼 국민보건 향상과 국민의 건강한 생활 확보에 막중한 사명을 가진 한의사가 되는 방법은 무엇일까? 그 임무가 막중한 만큼 아무나 될 수는 없다.

한의사가 되기 위한 길 역시 의료법에 명시되어 있다. 의료법 제5조에 두 가지 방법이 기술되어 있다. 첫째는 '한의사가 되려는 자는 한방의학을 전공하는 대학을 졸업하고 한의학사 학위를 받은 자로서 국가시험에 합격한 후 보건복지가족부장관의 면허를 받아야 한다'라고 하였으며, 둘째로는 '보건복지가족부장관이 인정하는 외국의 학교를 졸업하고 외국의 한의사 면허를 받은 자는 예비시험을 거쳐 국가시험에 응시할 수 있다'라고 하였다.

다시 말하자면 첫째는 국내의 한의과 대학을 졸업한 사람이고, 둘째는 보건복지가족부 장관이 인정하는 외국의 한의과 대학을 졸업한 사람이다. 예컨대 중국에 있는 중의대학(中醫大學)을 졸업하면 국내의 한의사국가시험을 볼 수 있는지 많은 사람들이 궁금해하는데, 보건복지가족부 장관이 인정하지 않기 때문에 한의사국가시험을 볼 수 없다. 그러므로 현 시점에서 한의사가 되기 위해서는 국내에 있는 한의과 대학에 입학하고 졸업해야만 가능하다고 할 수 있다.

국내에는 11개 한의과 대학과 1개 전문대학원이 있다. 한의과 대학은 고등학교를 졸업하고 바로 입학하여 예과 2년과 본과 4년 등 6년의 교육과정을 받게 되고, 전문대학원은 4년제 대학을 졸업한 사람이 입학하여 4년의 교육과정을 받게 되어 있다.

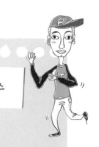

우리나라는 의료 2원화 체계

우리나라와 북한, 중국, 일본 등 동아시아 지역은 전통의학이 서양의학과 공존하고 있다. 이 가운데 일본은 독립된 한의사 제도가 없으며, 의사 중에서 한방(漢方)을 전공하는 사람들이 한방치료를 하고 있지만, 우리나라는 한의사, 북한은 고려의사(高麗醫師), 중국은 중의사(中醫師)라는 제도가 독립되어 있다. 즉, 우리나라와 북한, 중국은 서양의학과 한의학이라는 의료 2원화 체계로 되어 있다.

우리나라는 서양문물이 도입되면서, 일상적으로 쓰이던 기존의 명칭에 많은 변화를 가져왔다. 기존에는 집, 음식, 옷이라는 이름으로 충분하였지만, 이제 집은 한옥과 양옥, 음식은 한식과 양식, 옷은 한복과 양복 등으로 구별하여 불리게 되었다.

의학도 예외가 아니다. 서양의학이 도입되기 전에는 당연히 한의학밖에 없었기 때문에 한의학은 당연히 의학이라고 불렸다. 1894년 갑오경장 이전까지 한의학은 그냥 '의학'이었고, 서양의학은 '태서의학(泰西醫學)' 혹은 '서의(西醫)'라고 불렀다. 그러나 갑오경장 이후 서양의학이 주류의학의 지위를 얻게 되면서, 국명에 '나라이름 한(韓)'자를 썼던 대한제국(大韓帝國)과 같은 글자를 써 '한의(韓醫)', '한약(韓藥)' 등의 이름을 사용하게 되었다. 이것이 의학이라는 이름에서 한의학이라는 이름으로 바뀐 시초라고 할 수 있다.

그러다가 일제 시대에 들어, 일본의 영향으로 한(韓)이 한(漢)으로 바뀐 '한방의학(漢方醫學)', '한의학(漢醫學)' 등이 되었으며, 해방 후에도

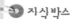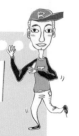

한의학(漢醫學)이라는 용어는 계속 사용되었다. 그러나 이러한 '일제 잔재'의 명칭을 버리고, 우리 고유의 자주적인 의학이라는 의미에서 우리나라 이름 한(韓)을 사용하여, 1986년 한의학(韓醫學)으로 변경이 확정되면서 한의원, 한의사, 한약 등의 '한(漢)'자가 모두 '한(韓)'자로 바뀌게 되었다.

중국은 중의학(中醫學)과 서의학(西醫學)으로 나누고, 의사의 명칭도 '중의(中醫)'와 '서의(西醫)'로 구분한다.

북한에서는 한의학을 '고려의학(高麗醫學)'이라고 부르고, 현대 서양 의학을 '신의학(新醫學)'으로 부른다. 북한도 원래는 한의학(漢醫學)이라고 하다가 1960년대에 동의학(東醫學)으로 바꾸어 불렀으며, 다시 1993년에 동의학을 '고려의학'으로 개칭함에 따라, 기존의 동의사는 '고려의사'로, 동의요법은 '고려치료법'으로, 동약은 '고려약'으로, 동의병원은 '고려병원'으로, 대학의 동의학부는 '고려의학부'로 바뀌어졌다.

일본은 명치유신 때 국가에서 인정하는 유일한 의학을 서양의학으로 규정하고, 전통의학을 버리게 된다. 따라서 의사 중에서 전통의학에 관심을 가지고 한방 치료를 하는 '의사'는 존재하지만 법적으로 '한의사'란 명칭이 따로 존재하지는 않는다. 일본은 그들의 전통의학을 '한방의학(漢方醫學)', '한의학(漢醫學)', '동양의학(東洋醫學)', '황한의학(皇漢醫學)' 등으로 부른다.

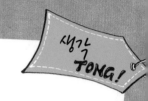

한의과 대학에 지원하려는 학생들에게
필요한 세 가지

한의학은 동서의학을 함께하는 학문

한의학이라는 학문이 인문과학 계열에 속하는지, 자연과학 계열에 속하는지 질문하는 사람들이 있다. 한의학은 인간의 생명을 대상으로 하는 학문이기 때문에 생명과학 분야에 속하므로, 당연히 자연과학 계열에 속한다고 볼 수 있다. 그러나 한의학이라는 학문을 하기 위해서는 한문을 잘 알아야 하고, 음양(陰陽)과 오행(五行), 운기(運氣) 등 동양철학을 이해하여야 하기 때문에 인문과학의 학문 특성을 함께 갖고 있다. 한의학은 인간의 생명을 대상으로 인간이 체득한 모든 지식을 동원하여 의료에 활용하는 고도의 복잡한 응용과학이기 때문이다.

한의과 대학의 교과목에는 동양철학, 원전 등 순수한 한의학 기초 과목과 생화학, 해부학, 미생물학, 약리학 등 서양의학의 기초 과목이 함께 들어있다. 그러므로 한의학을 전공하기 위해서는 국어 등 인문계 과목뿐만 아니라, 생물과 화학 등 자연계 과목에도 소질이 있어야 하고, 다른 모든 학문과 마찬가지로 영어도 잘해야 한다.

한의과 대학의 입학시험은 대체로 자연계열로 모집하는데, 간혹 인문계열도 함께 모집하는 경우가 있다. 이것은 바로 이러한 한의학의 특성 때문이다.

다양한 생각을 해야 한다

요즘 한의과 대학에 입학하는 학생들의 성적이 우수해 한의과 대학에 입학하여 학업을 따라가지 못할 정도로 학력이 뒤처지는 경우는 거의 없지만, 입학하여 한의학이라는 학문의 세계에 동화되지 못하고 방황하는 학생들을 가끔 보게 된다. 한의학이라는 학문이 고등학교까지 익숙했던 교육과는 거리가 있기 때문이다.

이제까지 인식의 세계를 지배하고 있던 서양 학문의 세계와는 달리, 동양적 사고가 필요하기 때문이다. 새롭게 한자 공부를 시작해야 하고, 맹자나 논어 같은 사서를 읽어야 하며, 음양이나 오행, 운기 같은 동양 철학을 공부해야 한다. 그러나 무엇보다 사물을 보고 인식하는 방법에 동양적 사고를 추가하여야 하는데, 이러한 사고 전환을 쉽게 하지 못하는 학생들이 학문적으로 방황하게 된다. 그러므로 한의과 대학에 입학해서는 적극적으로 사고의 전환을 할 수 있도록 노력할 필요가 있다.

한의학에서는 '의자의야(醫者意也)'라는 말을 자주 사용한다. 의(醫)와 의(意)가 같은 음인 것을 이용한 말인데, 쉽게 이야기해서 의사는 생각을 다양하게 해야 한다는 뜻이다. 예를 들어 보자. 어느 마을 사람들이 시름시름 앓았다. 이름난 의원들이 치료했지만 치료는커녕 원인조차 밝혀내지 못했다. 어느 날 한 의원이 마을에 들렀다. 이번에도 마을 사람들은 큰 기대를 하지 않았다. 이 의원은 마을을 한 바퀴 돌아보다 집집마다 꿩고기를 먹고 버린 뼈가 수북하게 쌓여 있는 것을 발견하였다. 의원은 '바로 이거구나' 하고, 마을 사람들에게 생강을 끓여 먹으라고 했다. 마을 사람들은 반신반의하면서 생강을 끓여 먹었는데, 아니나 다를까, 시름시름 앓던 증상이 없어지기 시작했다.

의원은 마을 사람들이 왜 생강을 처방했느냐고 묻자, "마을 사람들이 꿩고기를 많이 먹는데, 꿩은 밭에 나는 반하(半夏)라는 독초를 많이 먹는다. 그러므로 꿩에는 반하의 독이 많이 있는데, 반하 독이 있는 꿩고기를 먹었으므로 마을 사람들은 반하에 중독되어 있는 것이다. 반하의 독을 없애기 위해서는 생강이 효과가 있으므로 생강을 처방한 것이다."라고 하였다.

이 이야기는 실제 가능한 이야기는 아닐 것이다. 다만 확실한 것은, 꿩이 반하라는 독초를 잘 먹는다는 것과 반하의 독성은 생강이 해독한다는 사실이다. 의사는 이 두 가지 사실을 연결해서 생각을 다양하게 함으로써 병을 치료한다는 것을 이야기하고 있다.

한 사람의 고통을 없애주겠다는 각오

한의과 대학에 지원하는 학생들의 이유는 다양하다. 한의사라는 직업은 경제적으로 풍족한 생활을 할 수 있는 전문직이기 때문에, 진료를 통한 인술을 펼칠 수 있기 때문에, 또는 웰빙을 추구하는 사람들의 건강관리에 적절한 의학이기 때문에 등등 많은 이유가 있다. 우수한 학생들이 한의과 대학에 지원하고 있는 것은 대부분 이런 이유 때문일 것이다.

그러나 한의사라는 직업을 평생 갖고 살아가면서, 단순히 경제적인 부분만을 강조한다면 오히려 삶이 팍팍해질 것이다. 사실 한의사 생활에는 우수한 입학 성적보다도 질병에 고통받는 환자들과 함께 살아갈 수 있는 인성을 갖고 있는 것이 더 바람직할 것이다.

예전에는 유의(儒醫)라는 것이 있었다. 선비들 가운데는 학문을 하는 한편 의서(醫書)를 공부해서 의학에 상당히 조예가 있는 경우가 많이 있는데, 이들을 유의라고 한다. 유의들은 '불위양상(不爲良相)이어든 영위양의(寧爲良醫)' 라는 마음가짐을 갖고 있었다. 훌륭한 재상이 못될 바에는 차라리 훌륭한 의사가 되겠다는 말이다.

재상과 의사는 공통점이 있다. 재상은 만백성의 고통을 없애주고 편안하게 하며, 의사는 한 사람의 고통을 없애고 편안하게 하는 것이다. 정치가 인정(仁政)을 필요로 한다면, 의술은 인술(仁術)을 필요로 한다.

조선 숙종 때 송시열과 허목은 노론과 남인의 영수로 정치적으로 치열하게 싸웠다. 허목은 의술에도 뛰어난 실력이 있는 유의였다. 송시열이 아팠는데, 이 약 저 약을 다 써봐도 치료가 되지 않았다. 측근에서 허목이 치료할 수 있을 것이라고 하자, 송시열은 정적인 허목에게 처방을 부탁하였다.

허목이 보내온 처방전에는 부자(附子)와 같이 독성이 매우 강한 약재가 포함되어 있었다. 측근들은 허목이 송시열에게 해를 입히기 위해 부자와 같이 독성이 있는 처방을 하였으므로 약을 먹어서는 안 된다고 만류하였다. 그러나 송시열은 허목이 아무리 정적이라 해도, 의원

은 결코 사람을 해치지 않기 때문에 의원으로서의 허목은 믿어야 한다면서 처방대로 약을 복용하였다. 병은 쾌유되었다. 정적을 믿고 약을 복용한 송시열도 훌륭했지만, 정적에게 오해를 받을 수 있었음에도 불구하고 올바른 처방을 한 허목도 의원으로서 훌륭했다고 할 수 있다. 평생 환자와 함께 살아

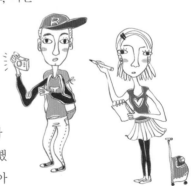

갈 의사로서, 의사의 인성이 얼마나 중요한지 생각하게 하는 이야기다.

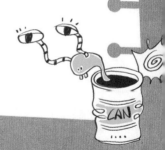

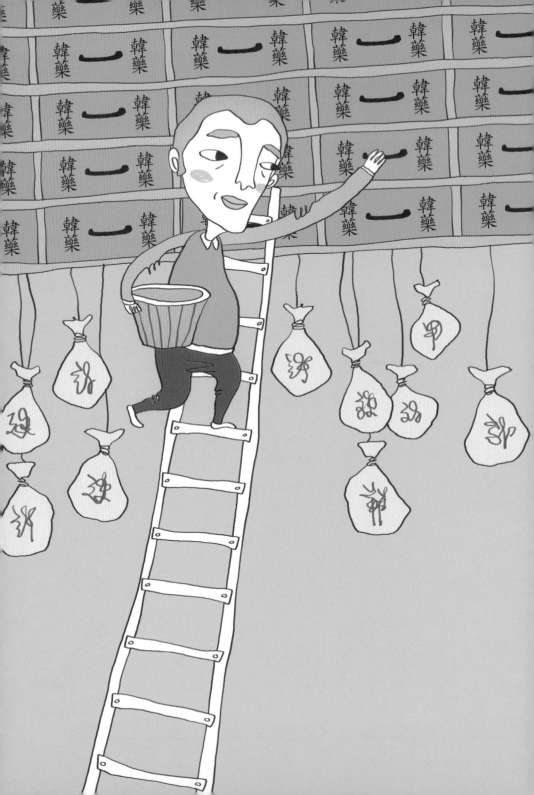

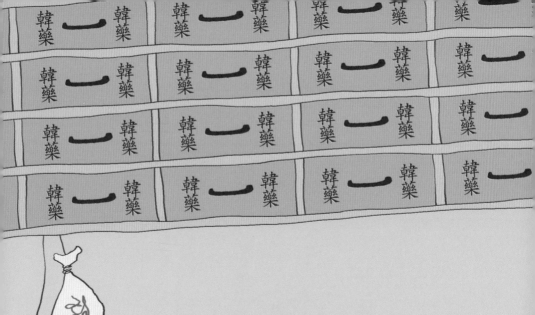

교수님과 함께 떠나는
한의학 여행

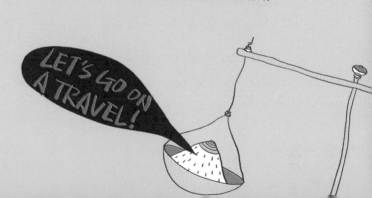

LET'S GO ON
A TRAVEL!

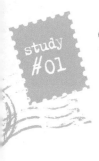

인간은 자연을 닮았다

인간은 소우주(小宇宙)

맹자는 '마음을 다하는 것은 성(性)을 아는 것이며, 성(性)을 아는 것은 하늘을 아는 것' 이라고 하여 사람의 마음과 성이 하늘과 본래 일체이며, 진심(盡心), 지성(知性)이면 능히 천명(天命)을 얻는다고 했다. 맹자의 이러한 천인합일(天人合一) 사상은 유교의 기본 관점이 되며, 한의학에서도 똑같이 적용되고 있다.

천(天)은 두 가지의 의미를 내포하고 있는데 그 하나는 인간의 머리 위에 있는 하늘을 가리키는 것이다. 구체적으로는 천문과 기상을 관측하는 데 필요한 해, 달, 별을 말하며, 자연계를 대표한다. 또 하나는 '천자도야(天者道也)' 라고 하여 규율과 법칙을 가리키는 데 구체적으로는 음양(陰陽)을 말한다. 이 둘을 종합해 보면 천(天)은 자연규율(自然規律) 혹은 자연법칙(自然法則)이라고 할 수 있다.

한의학에서는 인간을 소우주(小宇宙)라고 인식한다. 지구의 자연계와 하늘의 해, 달, 별 등 인간을 둘러싸고 있는 천체를 대우주(大宇宙)라 하고 인간은 대우주 속에 존재하는 소우주라고 한다.

인간을 소우주라고 하는 것은 인간이 대자연계 속에 파묻혀 살아가는 하나의 또 다른 우주인 동시에, 대우주에서 일어나는 모든 현상을 해석하는 방법으로 인간의 현상을 해석할 수 있다는 의미다.

하늘에 해와 달, 별이 있는 것처럼, 우리 몸에는 눈과 코, 귀가 있으며, 땅 위에 산맥과 강이 있는 것처럼, 우리 몸에는 12경락(經絡)과 혈맥(血脈)이 있다. 자연계에 봄, 여름, 가을, 겨울의 사계절이 있어 봄에는 발생(發生, 싹을 틔움), 여름에는 성장(成長), 가을에는 수렴(收斂, 거두어들임), 겨울에는 저장(貯藏, 갈무리)하는 변화가 끊임없이 반복하듯이, 인간도 유소아기의 발생, 청년기의 성장, 장년기의 수렴, 노쇠기의 저장이 반복되어 끊임없이 대를 잇게 된다.

또한 하루 중에서도 해가 뜰 때는 인체의 양기(陽氣)가 일어나기 시작하고, 해가 중천에 떠 있을 때 양기가 가장 활발해지며, 해가 지고 저녁이 되면서 양기가 쇠퇴해지다가, 밤이 되고 기온이 내려가면 인체도 그에 따라 휴식을 취하고 잠을 자게 된다.

한의학에서는 이러한 관계를 매우 심층적으로 분석하고 유기적으로 결합하여 인체의 생리와 병리를 판단하는 기준으로 설정하고 있다.

민심(民心)이 천심(天心)이라며 정치인들이 즐겨 사용하는 '역천자(逆天者)는 망(亡)하고 순천자(順天者)는 흥(興)한다'라는 말 역시 한의학에서도 매우 적합한 말이 된다. 즉 자연에 순응하며 살아가는 사람은 건강을 유지할 수 있지만, 자연에 거스르는 사람은 건강을 잃을 수 있다는 말이다.

여름은 여름답게 보내고, 겨울은 겨울답게 보내야 한다. 만일 무더운 여름철이 싫다고 차가운 에어컨 바람 속에서 생활한다면 냉방병에 걸리기 쉽다. 무더운 실외에 있다가 시원한 실내에 들어가기를 반복한다면 마치 뜨거운 유리그릇을 차가운 물에 넣었을 때 깨져 버리는 것과 마찬가지로 우리 몸도 서서히 깨져 버리고 말 것이다.

한 가지 예를 더 들어 보자. 무더운 여름철에 즐겨 먹는 음식으로 삼계탕과 냉면이 있다. 뜨거운 삼계탕과 시원한 냉면 가운데 여름철 음식으로 무엇이 더 적합할까? 여름에는 열이 나고 갈증이 심하기 때문에 시원한 냉면으로 더위를 식힐 수 있을 것이다. 한두 번 적당히 먹는 것은 별 문제가 없겠지만, 매일같이 차가운 냉면을 먹는다면 더운 날씨로 우리 몸은 뜨겁게 달구어져 있는데 차가운 음식이 들어가 거부 반응이 일어날 수 있다. 거부 반응은 차가운 겨울철보다 무더운 여름철에 더 크게 일어날 것이다. 겨울철에는 우리 몸이 차가움에 익숙해 있지만 여름철에는 익숙하지 않기 때문이다. 무더운 여름에는 땀으로 진액과 함께 기운도 빠져나가므로 뜨거운 삼계탕으로 몸을 보하는 것이 자연에 순응하는 방법이라 하겠다.

인간은 전일생명체(全一生命體)

전일생명체(全一生命體)라는 것은 전일(全一) 개념, 즉 전체를 하나로 본다는 뜻이다. 서양의학은 인간을 분석적으로 관찰한다. 손과 발, 머리와 몸통이 다 각각이다. 종기가 나면 종기를 도려내고, 간이 나쁘면 간을 치료하고, 허파가 아프면 허파를 치료하면 된다. 염증이 생기면 그것이 무슨 세균인지 알아내어 그 세균을 죽이면 된다.

그러나 한의학에서는 인체를 하나하나 나누어 보지 않고, 몸 전체를 분리할 수 없는 하나로 본다. 우리가 한의원에 가면 머리가 아파도 당신은 간이 나쁘다. 눈이 아파도 간이 나쁘다. 옆구리가 아파도 간이 나쁘다. 발가락이 아파도 간이 나쁘다. 여자의 경우 냉이 심하여도 간이 나쁘다. 이렇게 머리 꼭대기부터 발가락 끝까지 모두 간이 나쁘다고 이야기를 하는 것을 들을 수 있다.

만일 환자가 한의사로부터 간이 나쁘다는 소리를 들었다면 얼굴이 샛노랗게 되어 병원으로 달려가 간기능 검사를 받을 것이고, 심장이 나쁘다는 소리를 들었다면 심전도 검사를 받아 정말 이상이 있는지 확인해 볼 것이다. 그러나 검사결과 간이나 심장이 멀쩡하게 정상으로 나오는 경우가 허다하다. 그러면 환자는 한의사가 틀렸다고 생각할 수도 있다.

왜 이런 일이 일어날까? 우리 몸은 유기체로 어느 한 곳이 독립되어 있지 않고 모두가 서로 연관이 되어 있기 때문이다. 머리가 아픈 것이 꼭 머리에 원인이 있는 것이 아니라 간에, 또는 심장에 원인이 있다는 것을 말한다. 한의학에서 오장이라고 하는 간(肝), 심(心), 비(脾), 폐(肺), 신(腎)은 우리 몸의 해부학적인 간, 심, 비, 폐, 신이 아니다.

한의학에서는 우리 몸을 목(木), 화(火), 토(土), 금(金), 수(水)라는 오행(五行)을 기본으로 하여 다섯 가지 속성으로 분류하는데, 이들 다섯 가지 속성은 각각 독립적으로 분리되어 있지 않고 서로 순환되어 연결되어 있다. 그러므로 간, 심, 비, 폐, 신의 오장(五臟)은 이 오행(五行)의 대표적인 장기로서 각 속성에 해당하는 질환을 대표하게 되는 것이다.

결코 합리적인 질문이라고 할 수 없겠지만, 만일 건강을 위해 멸치 100g과 쇠고기 100g 가운데 하나를 선택하여 먹으라면 여러분은 무엇을 선택하겠는가? 칼로리나 맛으로 본다면 쇠고기를 선택할 수도 있다. 그러나 전일생명체(全一生命體) 관점에서 본다면 멸치 100g을 선택하여야 한다.

왜 그럴까? 멸치는 비록 조그마한 것이지만 한 마리 한 마리가 모두 한 생명체로서의 완전한 기(氣)를 갖추고 있기 때문이다. 멸치에는 목(木), 화(火), 토(土), 금(金), 수(水)의 오행(五行)의 속성이 모두 갖추어져 있지만, 쇠고기는 등심이든 아롱사태든 어느 한 부위의 특징이 강하게 들어 있어 우리에게 오행(五行)을 갖춘 완전한 기(氣)를 공급해 줄수는 없다.

한의학은 조화를 중요시한다!

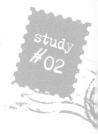

건강이란 무엇일까?

한의학에서는 음양(陰陽)이 잘 조화(調和)된 상태를 건강한 상태라고 한다. 음양이 잘 조화되어 있으면 우리는 건강하게 살아갈 수 있지만, 음양이 균형을 잃게 되어 어느 한쪽에 치우치게 되면 음양이 치우친 정도에 따라 건강을 잃고 각종 질병에 시달리게 된다.

우리는 부모님의 정기(精氣)와 혈(血)을 받아 태어난다. 태어날 때부터 사람들은 건강 상태가 모두 다르다. 좀더 튼튼하게 태어나는 사람이 있는가 하면, 약하게 태어나는 사람도 있다. 태어날 때 튼튼하게 태어난 사람은 그렇지 못한 사람보다 훨씬 건강하게 살아갈 수 있다. 예부터 음양이 완전하게 조화된 상태의 사람을 음양화평지인(陰陽和平地之人)이라고 하여 건강의 목표로 삼았지만, 아무리 튼튼한 사람이라 할지라도 음양이 완전하게 조화된 사람은 없다.

사람에 따라 음(陰) 또는 양(陽)에 치우쳐 있기 마련이다. 이것이 소위

사상의학(四象醫學)의 근간을 이루는 것이다. 태음인(太陰人), 소음인 (少陰人), 소양인(少陽人), 태양인(太陽人)은 그 사람이 어느 쪽 기운을 많이 갖고 있느냐에 따라 구별되는 것이다. 그래서 자신의 체질을 잘 알아 음양을 잘 조화시켜 나가는 것은 건강을 유지하는 방법이 된다.

불과 물을 섞어야 한다!

이 세상 만물은 모두 음양(陰陽)으로 나눌 수 있는데, 예를 들면 남자 는 양이고 여자는 음이며, 어린아이는 양이고 노인은 음이다. 낮은 양 이고 밤은 음이며, 여름은 양이고 겨울은 음이 된다.

이처럼 우리 몸에서도 가장 대표적인 음양을 꼽아본다면 음은 물이고, 양은 불이라고 할 수 있다. 그래서 음양이 잘 조화되어야 한다는 것은 우리 몸의 물과 불이 잘 조화되어야 한다는 말과 같다고 할 수 있다.

우리 몸 오장(五臟) 가운데 물을 주관하는 장기는 콩팥이고 불을 주관 하는 장기는 심장이다. 심장은 우리 몸의 위쪽에 있고, 콩팥은 우리 몸 의 아래쪽에 있다. 그런데 물이라고 하는 것은 아래로 흘러내리고, 불 이라고 하는 것은 위쪽으로 올라가는 것이 자연의 성질이다. 다시 말하여 심장의 불과 콩팥의 물이 잘 섞여 음양이 조화되어야 건강을 유지하게 되는데, 심장의 불이 위로 만 올라가고, 콩팥의 물이 아래로만 흘러간다면 물과 불이 섞이지 않고 따로 놀 수밖에 없기 때문에 아래에 있는 콩팥의 물은 위로 끌어올리고, 위에 있는 심장의 불은 아래로 끌어내려 섞어 주어야 한다. 이것을 수승화강(水升火降)이라고 한다.

수승화강은 아주 단순하면서도 명쾌한 이론이다. 건강한 상태에서는 수승화강이 잘되어 음양이 잘 조화된다. 그러나 과로나 스트레스 등 어떤 이유로 수승화강의 기능이 무너진다면 어떻게 될까? 물은 아래로만 흘러갈 것이고, 불은 위쪽으로만 올라가게 될 것이다. 즉, 음양의 조화는 깨져버릴 것이다.

그러면 어떤 증상이 생겨날까? 불이 위쪽으로 올라가기 때문에 입 안이 마르고, 얼굴이 빨갛게 달아오르며, 잠을 잘 못 자고, 귀에서 소리가 윙윙 나서 매미가 항상 귓속에 사는 것 같으며, 눈은 쉽게 충혈되고, 목구멍은 가래가 생기거나 아프며, 심장은 팔짝팔짝 뛸 것이다. 그 반대로 물이 아래로만 흘러가면 소변을 자주 보게 되고, 음낭 밑이 항상 축축하며, 남자는 몽정, 여자는 냉 같은 증상이 생기게 된다.

이처럼 수승화강은 음양이 무너졌을 때 생기는 여러 가지 현상 가운데 하나이며, 음양이 어떻게 잘못되었느냐에 따라 각양각색의 증상이 생기는 것이다.

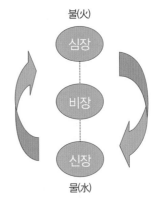

수승화강 비장이 중심축이 되어 위에 있는 심장의 불을 아래로 끌어내리고, 아래에 있는 신장이 물을 위로 끌어올린다.

음양 상태에 대응하는 음식과 약물을 찾아라!

우리 몸은 음양(陰陽)이 잘 조화되어야 건강한 상태를 유지할 수 있다. 물론 음양이 완벽하게 조화된 사람은 있을 수 없고, 아무리 건강하다고 할지라도 어느 정도 음양의 편차가 있기 마련이다. 그러나 음양의 편차가 심해져 조화가 깨지면 질병 상태가 되므로 음양의 조화가 깨지지 않도록 주의하여야 한다.

음식이나 약물은 우리 몸의 음양을 조절해 주는 역할을 하는데, 음양이 치우친 정도에 따라 적절한 음식과 약물을 투여하게 된다. 평소 음양이 적절하게 조화되어 건강할 때에는 적절한 식품을 이용하여 건강을 유지하지만, 음양이 조화가 깨져 건강을 상실하였을 때에는 약물을 이용하여 음양을 조절하여야 한다. 이것을 약식동원(藥食同源)이라고도 한다. 약물과 음식이 같은 근원을 갖고 있다는 말이다.

평소 위장의 기능이 약하여 차가운 사람은 멥쌀보다는 성질이 따뜻한 찹쌀을 먹는 것이 좋고, 몸에 열이 있고 소변이 노랗게 나오며 몸에 부기가 있는 사람은 성질이 서늘한 팥밥을 먹는 것이 좋다. 이는 모두 식품으로 음양을 조절하는 경우에 해당한다.

몸이 차가우면 인삼과 같이 뜨거운 약물을 투여하고, 그 반대로 몸이 뜨거우면 박하나 치자와 같은 차가운 약물을 투여

교수님과 함께 떠나는
한의학 여행

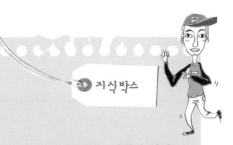

하는 것은 약물로 음양을 조절하는 경우에 해당한다. 이렇게 원리는 매우 쉬운 듯하지만 우리 몸과 약물을 정확하게 대응시키는 것은 쉬운 일이 아니다. 한의학에서는 우리 몸의 음양 상태에 대응하는 음식과 약물이 반드시 있다는 가설을 세우고 있다. 아직도 치료되지 않는 질병이 있는 것은 우리가 우리 몸의 상태에 대응하는 약물을 발견하지 못해서 그렇지 어디엔가 반드시 정확히 대응하는 약이 있을 것이라는 이야기다.

요즘 주위에서 단(丹)이라는 말을 쉽게 접할 수 있다. 단전(丹田)이라든지, 단학(丹學), 연단술(鍊丹術)과 같은 것이다.

단(丹)이란 무엇일까? 붉을 단이라고 되어 있으니 '빨갛다'라는 뜻이다. 그러나 원래 단(丹)이라고 하면 단사(丹砂), 즉 주사(朱砂)라는 광물을 말한다. 주사는 예전에 빨간 인주를 만들거나 부적을 그릴 때 사용하던 것으로 한의학에서는 정신 신경을 안정시켜주는 약으로 사용되고 있다.

이 주사가 약 2,000년 전 우리 선조들에게는 아주 중요한 약이었다. 이 주사는 화학식이 황화수은(HgS)으로 다시 말해 유황과 수은의 결합물이다. 유황은 조금만 불을 붙여도 폭발하는 성질을 가지고 있기 때문에 양(陽)의 성질이 가장 강하고, 수은은 상온에서 액체인데 액체 가운데 가장 무거운 중금속이기 때문에 음(陰)의 성질이 가장 강하다. 그러므로 주사는 양의 성질이 가장 강한 유황과 음의 성질이 가장 강한 수은의 결합체이므로 음과 양이 결합한 가장 뛰어난 물질이라고 우리 선조들은 생각하였다. 그러므로 그런 주사를 이용하면 우리 몸

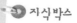

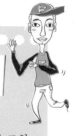

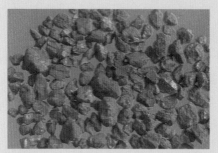

단사(丹砂) 황(S)과 수은(Hg)의 화합물이다.

의 음양을 가장 잘 조화시킬 수 있을 것으로 생각해서, 주사를 아주 많은 방법으로 변형시켜 연구를 했는데 이것이 바로 연단술(鍊丹術)이라는 것이다.

연단술에는 곧 영원히 죽지 않고 장생불노(長生不老)하고자 하는 우리 선조들의 염원이 담겨 있다고 볼 수 있다.

참고로 서양에서는 연금술이라는 것이 있었다. 이것은 납과 같은 값싼 금속을 이용하여 금과 같은 값비싼 금속을 만들어 보겠다는 것인데, 동양의 연단술이 불노장생을 원하는 것인데 비해 서양의 연금술은 부(富)의 생산이 목적이었다. 그러나 동양의 연단술이나 서양의 연금술은 모두 실패로 끝났다. 인간의 무한한 불노장생이나 부의 축적은 결코 이루어질 수 없는 일이기 때문이다.

한의학의 기본 이론 알아보기

첫째, 음양론이란 무엇일까?

동양에서의 자연철학은 역(易)으로 대표된다. 역은 음(陰)과 양(陽)의 이원론을 통해 자연 현상의 오묘한 이치를 설명하고 있다. 음양학설은 동양 고대의 자연관으로 천문, 지리, 역산(曆算), 농업, 의학 등과 같은 자연 과학은 모두 이것의 영향을 받았다.

역은 음(陰)과 양(陽)의 양의(兩儀)와 팔괘(八卦)로부터 그 원리를 펴나간 것이다. 팔괘는 고대 중국의 복희씨가 황하에서 나온 용마(龍馬)의 등에 있는 도형을 보고 계시를 얻은 것이라고 전해진다. 복희씨는 위로는 천문(天文), 아래로는 지리(地理)를 살핀 후에 천지만물의 온갖 현상과 형태를 관찰하였는데, 이것이 역(易)의 발상이라고 한다.

역(易)의 원리는 음양이원론(陰陽二元論)에 있다. 즉 하늘과 땅을 비롯하여 천지만물은 모두 음양 두 면이 존재한다는 것이다. 예를 들면, 하늘이 양이면 땅이 음이고, 해가 양이면 달이 음이며, 낮이 양이면 밤은 음이 되고, 남자가 양이면 여자는 음이 된다. 이처럼 하늘, 해, 낮, 남자는 양에 속하고, 땅, 달, 밤, 여자 등은 음에 속한다. 숫자도 홀수는 양이 되고 짝수는 음이 된다.

이런 식으로 천지의 모든 현상과 사물을 음양으로 구분할 수 있다는 것이 역(易)의 원리다. 그리고 음양은 음양으로 분리되어 존재하는 것이 아니라 음양의 배합으로 모든 것이 이루어지고, 음양은 모든 변화의 근본이 된다. 즉 남녀가 있으므로 새로운 생명이 탄생할 수 있는 것이지 남자나 여자만으로는 인간의 생존도 계승될 수 없다.

음양은 고정되거나 정체되지 않으며 끊임없이 흐르고 바뀐다. 이와 같이 천지자연의 법칙을 동적인 면에서 파악하는 역(易)이 곧 한의학의 원리가 되었다.

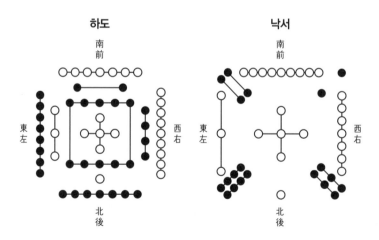

하도(河圖) 복희가 황하(黃河)에서 얻은 그림으로, 이것에 의해 복희는 역(易)의 팔괘(八卦)를 만들었다고 한다.
낙서(洛書) 우(禹) 임금이 낙수(洛水)에서 얻은 글로, 이것에 의해 우는 천하를 다스리는 대법(大法)인 〈홍범구주(洪範九疇)〉를 만들었다고 한다.

사물의 음양 속성 분류

	공간	시간	계절	성별	온도	중량	명암	수	사물의 운동 상태
양(陽)	하늘	낮	봄, 여름	남	더움	가벼움	밝음	홀수	상승	외부로 향함
음(陰)	땅	밤	가을, 겨울	여	추움	무거움	어두움	짝수	하강	내부로 향함

① 음양은 상대적인 것이다

음(陰)과 양(陽)의 글자에는 모두 좌부방(左阜傍)인 阝가 있다. 阝는 언덕을 뜻한다. 음양(陰陽)이라는 글자를 만들 때, 양(陽)은 언덕의 해가 비치는 곳을, 음(陰)은 해가 비치지 않는 그늘진 곳을 의미하였다. 그러나 해가 움직이면서 양지였던 곳이 음지가 되고, 음지였던 곳이 양지가 된다. 그러므로 절대적인 음이나 양은 존재할 수가 없으며, 상대적인 개념으로 존재하게 된다.

예를 들면, 낮을 양이라고 하고 밤을 음이라고 한다면 아침은 밤에 비해서는 양이지만 한낮에 비해서는 음이 된다. 또 저녁은 한밤중에 비하면 양이 되지만 낮에 비하면 음이 된다. 또한 남자와 여자의 경우에서도 남자는 여자에 비하여 양이지만, 남자 노인은 남자 어린아이와 비교할 때는 음이 된다.

이와 같이 모든 현상 사물은 음과 양의 복합으로 이루어졌다. 음성(陰性)을 전혀 갖지 않는 양(陽)은 없고, 양성(陽性)을 전혀 갖지 않는 음(陰)도 없다는 말이다.

한의학의 최고 원전인 〈황제내경〉에서는 음양을 다음과 같이 설명하고 있다. '음양은 천지(天地)의 도(道), 만물(萬物)의 기강(紀綱)이며, 변화의 원천(源泉)이며, 생사(生死)의 근본이며, 신명(神明)의 기본이기 때문에 한의학은 음양을 벗어날 수가 없고, 병을 치료함에 있어서도 이 원리 원칙에 의존하지 않을 수 없다' 라고 말이다.

이 말은 자연계와 삼라만상 모든 만물이 이 음양의 법칙에 조금도 벗어남이 없으므로, 자연계의 모든 원리가 음양론에 집약되어 있다는 의미라고 하겠다. 음양 두 세력의 평형이야말로 모든 현상 사물의 정도이며, 의학이 지향하는 최종 목표다. 그

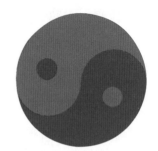

리고 인간의 진정한 건강이다. 다시 말한다면, 인체는 음양 가운데 어느 세력이 지나치게 과하거나 지나치게 부족함이 없이 조화를 이루고 있을 때 이를 건강이라고 한다. 지나치거나 부족한 것을 병이라고 하는 것이다.

음양론의 상대성 음양은 끊임없이 변화하며, 양 가운데 음이 있고, 음 가운데 양이 있다.

② 음양은 서로 의존하며 존재한다

음과 양은 서로 대립을 이루고 있는 동시에 서로 의존한다. 서로 분리되어 단독으로 존재하는 일이 없다. 예를 들면 인체는 기혈(氣血)이나 진액(津液) 같은 물질과 이러한 물질을 바탕으로 수행되는 기능으로 구성된다. 이 가운데 기능적인 면은 양에 속하고, 물질적인 면은 음에 속한다. 만일 물질이 없다면 어떤 기능도 수행할 수가 없고, 또한 기능이 없다면 기혈이나 진액과 같은 물질이 만들어지지 못할 것이다. 그

러므로 물질과 기능 가운데 어느 하나라도 부족하게 되면 정상적인 생명 현상을 유지하지 못하고 건강을 유지할 수가 없게 된다.

또한 음양이 서로 대립하고 의존한다는 것은 이들이 정지되어 불변하는 것이 아니라 끊임없이 감소되고 늘어나면서 변화를 거듭하고 있다는 뜻이다.

사계절의 기후 변화를 보면 겨울에서부터 여름까지는 기후가 점차로 추위(陰)에서 더위(陽)로 변해간다. 이른바 음소양장(陰消陽長 : 음은 감소하고 양은 늘어남)의 과정을 이룬다. 그리고 여름에서부터 겨울에 이르기까지는 더위(陽)에서 추위(陰)로 변해가는 이른바 양소음장(陽消陰長 : 양은 감소하고 음은 늘어남)의 과정을 이루게 된다.

인체의 각종 기능은 양에 속하는데 이러한 기능이 원활하게 이루어지기 위해서는 음에 속하는 영양 물질이 반드시 소모되어야 하고[음소양장(陰消陽長)], 또한 각종 영양물질의 신진대사는 일정한 에너지를 필요로 하므로[양소음장(陽消陰長)], 이러한 음양의 상호 소장(消長)의 질서가 깨지면 질병 상태가 되는 것이다.

③ 인체의 변화도 음양의 원리에서 찾자!

〈황제내경〉에서는 인체의 음양을 다음과 같이 설명하고 있다. '인체의 외부는 양이고, 내부는 음이다. 외부에서도 등 쪽은 양이고, 배 쪽은 음이며, 내부에서도 간, 심, 비, 폐, 신의 오장(五臟)은 음이고, 담, 소

장, 위, 대장, 방광 등 육부(六腑)는 음이다.'

우주 변화의 원리를 음양에서 찾았듯이 소우주(小宇宙)라고 생각하는 인체의 변화 역시 음양의 원리에 입각하여 관찰하였다.

정신은 양이고, 육체는 음이며, 육체 가운데도 외부는 양이고, 내부는 음이며, 내부에서도 오장(五臟)은 음이고, 육부(六腑)는 음이 되며, 오장에서도 심장과 폐장은 양이 되고, 간장과 신장은 음이 된다. 이와 같이 절대적인 양이나 음은 없으며, 양 가운데도 음이 있고, 음 가운데도 양이 있다.

이를 표로 그리면 다음과 같이 된다. 반복되는 이야기지만 음양은 상호 대립되며, 통일되어 우리 인간을 구성하는 것이다.

인간	정신(陽)			
	육체(陰)	외부(陰中之陽)		
		내부(陰中之陰)	육부(陰中之陰中之陽)	
			오장(陰中之陰中之陰)	심장, 폐장(陰中之陰中之陰中之陽)
				간장, 신장(陰中之陰中之陰中之陰)

인간의 체질 역시 크게 음체질과 양체질로 구분할 수 있다. 음체질이란 음이 성한 반면 양이 약한 체질이고, 양체질이란 양이 성한 반면 음이 약한 체질이다.

양이 밝음, 능동적, 적극적, 더움 등을 대표하듯이 양체질은 양이 성하기 때문에 체온이 높은 편이다. 따라서 서늘한 것을 좋아하게 된다. 겨울이나 가을을 좋아하며, 물을 많이 마시고 특히 냉수를 좋아한다.

열이 있는 편이기 때문에 소화도 잘되어서 식욕이 왕성한 편이고, 변비가 잘되거나 열에 의해 소변이 붉으면서 탁하고 소변량 역시 적고 횟수도 드문 편에 속한다. 얼굴에는 붉은 빛이 돈다. 또한 능동적이고 적극적이기 때문에 감정의 활동이 극렬하고 육체적 움직임이 많다. 따라서 맥박도 빠르고 강한 편이며, 내뿜는 숨이 강하다. 잘 웃고 경쾌한 편이며 용감하고 야욕이 강한 사람이 양체질에 속한다. 음식도 담백하고 청결한 것을 좋아한다.

한편 음이란 어둠, 소극적, 수동적, 추움 등을 대표하듯이 음체질은 음이 강하기 때문에 체온이 낮은 편이다. 따라서 손발 또는 하복부가 냉하다. 자궁에서 냉이 심하고, 손발이 저리기 쉽다. 그래서 따뜻한 곳, 따뜻한 물을 좋아하고 추위를 잘 타기 때문에 봄이나 여름 같은 계절을 좋아한다. 몸이 찬 편이어서 갈증도 별로 없고 소화도 제대로 되지 못하며, 뱃속에서 꾸룩꾸룩 하는 소리가 심할 수 있으며, 식욕마저 적은 편이고 설사하기 쉽다. 소변은 맑고 분량이 많고 횟수도 잦다. 맵고 자극성 있는 음식을 좋아하는 편이다. 오락으로는 장기, 바둑 등을 좋아하고 독서나 영화관람같이 조용한 것을 즐긴다.

즉 양성 체질처럼 적극적이고 동적인 취미라고 할 수 있는 여행, 등산, 스키보다는 정적이고 소극적인 취미를 갖는 편이다. 따라서 침울하기 쉽고 불면을 호소하거나 머리가 무겁고 어지럽다고 말하기 쉬우며, 생각에 잠기기 쉽고 눈물을 잘 흘리는 편이다. 또한, 용감하지 못하고 누구를 원망하기 쉽다. 그러나 학구적이고 세심한 직업에 대성할 수 있다.

둘째, 오행학설(五行學說)은 무엇일까?

오행학설에 대해서는 〈서경(書經)〉 홍범구주(洪範九疇)에 기재된 것이 가장 오래된 기록이다. 목(木), 화(火), 토(土), 금(金), 수(水) 등 다섯 가지 현상이 서로 억제하고 서로 도와가는 관계에 의해 우주의 모든 현상과 만물의 생존을 관찰하여 설명한 이론 체계다.

음양학설은 두 개의 현상이 대립적인 관계로 우주 현상을 관찰하는 이원성(二元性) 일원론(一元論)이지만, 오행설은 다섯 개의 현상이 연쇄적인 관계, 즉 유기적인 순환성을 설명하는 다원론(多元論)이라고 할 수 있다. 천체의 운행, 계절의 기후, 생물의 성쇠 등 일체의 사물과 현상을 오행의 상생(相生)과 상극(相剋)의 연쇄적 관계로 설명할 수 있다는 것이다.

상생이란 오행 상호 간의 조성과 협조의 관계를 말하며, 상극이란 오행 상호 간의 제약과 저지의 관계를 말한다. 쉽게 말해 물은 나무를 키우고, 나무는 불을 일으키고, 불이 사그라들면 흙이 되는 것 같이 서로 자생(自生)하고 돕는 것이 상생이다.

그리고 나무는 흙을 뚫고 들어가고, 쇠는 나무보다 강하고, 불은 쇠를

녹이고, 물은 불을 끄는 것 같이 서로 제약하고 저지하는 관계가 상극이다.

상생과 상극은 정상적인 상황에서 매우 밀접하게 관련되어 있다. 즉 생(生)이 없으면 성장과 발전이 되지 않고, 극(魁)이 없으면 정상적인 변화와 균형이 이루어지지 않는다. 또한 이 세상 만물이 서로 낳아주는 상생만 있고 억제하는 상극이 없다면 정상적인 평형이 유지될 수 없고, 또 상극만 있고 낳아주는 상생이 없다면 만물의 번식과 성장이 없을 것이다. 그러므로 상생과 상극은 모든 사물이 평형을 유지하기 위해 없어서는 안 될 중요한 요소라고 할 수 있다.

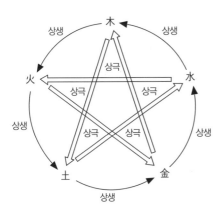

상생 변두리 원모양은 상생을 나타내고, 가운데 별모양은 상극을 나타낸다.

오행 상생의 순서

 목생화(木生火) : 목(木)은 화(火)를 낳고

 화생토(火生土) : 화(火)는 토(土)를 낳고

 토생금(土生金) : 토(土)는 금(金)을 낳고

 금생수(金生水) : 금(金)은 수(水)를 낳고

 수생목(水生木) : 수(水)는 목(木)을 낳는다.

오행 상극의 순서

목극토(木剋土) : 목(木)은 토(土)를 이기고

토극수(土剋水) : 토(土)는 수(水)를 이기고

수극화(水剋火) : 수(水)는 화(火)를 이기고

화극금(火剋金) : 화(火)는 금(金)을 이기고

금극목(金剋木) : 금(金)은 목(木)을 이긴다.

① 비슷한 속성끼리 묶어보자!

음양론이 우주 안의 모든 사물과 현상을 음양으로 인식할 수 있는 것처럼, 오행학설은 우주 안의 모든 사물과 현상을 모두 오행에 귀속시킨다. 한의학에서도 인체 각 부분 사이의 복잡한 관계를 보다 쉽게 관찰하고 설명하기 위해 그 속성이나 형태, 현상 등이 비슷한 것들끼리 각각 귀납하여 다섯 묶음으로 나누었다. 이것을 오행 귀류(歸類)라고 한다.

오행 귀류

| 자연 분야 | | | | | | | 인체 분야 | | | | |
계절	기후	방위	생물 발전	오색 (五色)	오미 (五味)	오행 (五行)	장	부	오관 (五官)	조직 (組織)	정지 (情志)
봄	風(풍)	동	生(발생)	파랑	신 맛	木	간	담	눈	筋(근)	怒(노)
여름	暑(서)	남	長(성장)	빨강	쓴 맛	火	심	소장	혀	脈(맥)	喜(희)
장마	濕(습)	중앙	化(변화)	노랑	단 맛	土	비	위	입	肉(육)	思(사)
가을	燥(조)	서	收(수렴)	하양	매운 맛	金	폐	대장	코	피부	悲(비)
겨울	寒(한)	북	藏(저장)	검정	짠 맛	水	신	방광	귀	骨(골)	恐(공)

오행 귀류표를 보면 세상 만물은 모두 오행으로 분류되고 있으며, 우리 인체의 각 부분도 오행으로 분류되고 있음을 알 수 있다. 오행 분류는 그 속성이나 형태, 현상 등이 비슷한 것끼리 묶여 있어 복잡한 관계를 보다 쉽게 관찰하고 설명할 수가 있다.

장부(臟腑)를 예로 들어보자. 각 장기는 어떤 조직과 가장 관련이 있으며, 어떤 기후에 영향을 받는지, 어떤 계절에 질환이 많이 발생하는지, 어떤 맛이 기능을 도와주고 어떤 맛이 기능을 해치는지 등을 알아낼 수가 있다.

오행 중에서 목(木)의 계열을 살펴보면, 자연 분야에서는 봄, 풍(風), 파란색, 신맛 등이 있고, 인체 분야에서는 간(肝), 담(膽), 눈(目), 근(筋) 등이 있다. 간장에서 분비되는 담즙은 담낭에 저장되었다가 분비된다. 간이 좋지 않을 때는 눈의 시력이 나쁘거나 충혈되기 쉽고, 근육에 경련이 일어나는 수가 많다. 간의 기능이 울체가 되어 소통이 잘 안 되면 화를 내기 쉽고, 또 거꾸로 화를 잘 내면 간이 손상되기 쉽다. 이렇게 오행 분류를 안다면 목(木)에 속한 계열의 사물과 현상을 설명할 수 있다.

② 다섯 가지 맛과 오행

오행에서는 맛을 신맛, 쓴맛, 단맛, 매운맛, 짠맛 등 다섯 가지로 분류

한다. 이 다섯 가지 맛을 오미(五味)라고 한다. 그리고 신맛은 간목(肝木), 쓴맛은 심화(心火), 단맛은 비토(脾土), 매운맛은 폐금(肺金), 짠맛은 신수(腎水)에 각각 속한다.

매운맛이 폐장과 관계가 있다는 것은 우리가 매운 음식을 먹었을 때를 생각해 보면 알 수 있다. 매운 음식을 먹을 때 입을 오므리는 사람은 없다. 모두 입을 크게 벌린다. 그리고 호흡이 가빠지고 내쉬는 숨을 크게 하여 급히 내보려고 한다. 이것은 매운 맛이 폐장과 관련이 있음을 보여주는 것이다. 또 쓴맛은 심장에 작용하여 심장의 운동을 줄여 심장을 안정시켜 준다. 예를 들어 심장의 활동이 왕성한 사람이 씀바귀와 같은 쓴 나물을 잘 먹는 것도 이를 증명하는 것이다.

이들 오미(五味)는 각각의 장기에 들어가 영향을 미친다. 지나치게 많은 양의 맛을 복용하면 오히려 오행의 상극에 의해 해를 입히게 된다. 즉 신맛을 적절하게 복용할 때는 간장의 활동을 도와주지만, 신맛을 지나치게 많이 복용하면 목극토(木剋土)에 의해 비장(脾臟)을 상하게 한다.

마찬가지로 너무 쓴맛은 화극금(火剋金)에 의해 폐장(肺臟)을 상하게 하고, 너무 단맛은 토극수(土剋水)에 의해 신장(腎臟)을 상하게 한다. 그리고 너무 짠맛은 수극화(水剋火)에 의해 심장을 상하게 한다.

③ 다섯 가지 색과 오행

오행(五行)에서는 색을 파란색, 빨간색, 노란색, 흰색, 검은색의 다섯 가지로 분류한다. 이 다섯 가지 색을 오색이라고 한다. 그리고 파란색은 간목(肝木), 빨간색은 심화(心火), 노란색은 비토(脾土), 흰색은 폐금(肺金), 검은색은 신수(腎水)에 각각 속한다.

흰색이 금(金)에 속하고 폐장(肺臟)과 관계가 있다는 것은 폐가 약한 사람의 얼굴빛이 대체로 흰빛을 띠고 있음을 통해 알 수 있다. 특히 흰빛을 띠고 있으면서 윤기마저 없거나, 흰빛을 띠고 있으면서 붉은빛이 돌면 폐결핵과 같은 폐질환이 진행되고 있을 확률이 매우 높다.

빨간색은 심장과 관련이 있다. 기쁘거나 술을 마셔 심장활동이 왕성해지면 혈액순환이 원활해져 얼굴빛이 불그스름하게 된다. 그러나 얼굴빛이 붉더라도 윤기가 없으면 오히려 심장에 질환이 있을 수도 있으니 주의해야 한다.

파란색은 간장과 관련이 있다. 분노라는 감정은 간장에서 주관하는데, 분노가 폭발하면 얼굴빛이 파랗게 된다. 서슬이 퍼렇다라는 말이 여기에 해당한다고 볼 수 있다. 이것은 원래 간장은 에너지를 절약하여 축적하였다가 일시에 맹렬한 투쟁을 하는 장기이므로 상대적으로 심장의 활동을 절제한다고 할 수 있다. 따라서 심장 활동이 약할 때에는 푸른빛이 돌게 된다.

한의학과 서양의학은 어떻게 다를까?

그렇다면 한의학은 서양의학과 어떻게 다를까? 한의학을 보다 쉽게 이해하기 위해 서양의학과 비교해보자. 서양의학의 눈부신 발전으로 국민의 수명은 급격하게 증가하였다. 특히 외과 수술의 발전, 감염성 질환으로부터의 예방과 치료 등은 한의학과 비교할 수 없는 서양의학의 강점이라고 하겠다.

그러나 한편으로는 고혈압, 당뇨, 암과 같은 난치성 질환 환자는 계속 증가하고 있다. 이는 서양의학의 한계라고도 할 수 있다. 그리스 신화의 영웅 아킬레스가 발뒤꿈치에 약점이 있어 결국 발뒤꿈치에 화살을 맞고 죽었듯이, 서양의학이 아무리 강점이 많다 할지라도 약점이 있을 수밖에 없다.

우리나라 현대 한의학의 원로 선각자이신 조헌영 선생께서 1934년 〈통속한의학원론〉을 저술하고 한의학과 서양의학의 특성을 자세하게 비교한 바가 있다. 조헌영 선생은 우리나라 제헌 국회의원이었으며 한의사제도를 만드는 데 크나큰 공헌을 하였는데, 불행히도 한국전쟁때 북측에 납북되었다. 청록파 시인 조지훈은 조헌영 선생의 차남이다.

자, 조헌영 선생께서 〈통속한의학원론〉에 비교해 놓은 내용들을 통해 한의학과 서양의학의 차이점을 알아보자.

한의학은 철학에 바탕을 두고 서양의학은 자연과학에 바탕을 두고 있다. 따라서 방법이 다르고 역할이 달라 한의학에서 뛰어난 점이 서양의학에 모자라고, 서양의학이 잘 처리하는 것을 한의학은 잘못 처리하는 수가 있다. 서양의학이 분석적인데 비해 한의학은 종합적이며, 서양의학이 물질적˚조직의 탐구에 치중한다면 한의학은 생체현상의 관찰에 온 힘을 기울인다. 사람의 생명을 위협하는 밖으로부터 오는 침해를 막고 없애는 데는 서양의학이 뛰어나지만 내적인 생명력을 길러내어 건강을 증진하는 데는 한의학이 뛰어나다.

사람의 생명과 건강을 지키는 데 서양의학과 한의학이 맡고 있는 임무를 사회의 안녕과 질서를 유지하기 위해서 법률과 도덕이 맡고 있는 임무와 비교할 수 있다. 사회의 안녕과 질서를 유지하는 데 법률 또는 도덕 하나만으로는 안 되고 이 둘 모두가 필요한 것처럼, 사람의 생명을 지키는 데도 서양의학과 한의학 둘을 서로 보완하지 않으면 질병의 문제를 근본적으로 해결할 수 없다. 외과적 처치나 학질 등의 특효약을 보고 서양의학을 만능이라고 믿으면서 한의학을 멸시하고 하잘것없이 여기는 것도 편견이며, 난치의 만성질환을 한약으로 치료하였다고 해서 한의학을 무조건 옹호하고 서양의학을 공격하고 비난하는 것도 옳지 않다.

도덕은 근본적이고 법률은 응급적이듯 한의학은 근본을 치료하는 의학이고 서양의학은 두드러지는 증세를 치료하는 의학이다. 치안을 위해 부득이한 경우에는 국가 권력으로 법률을 행사해야 하겠지만 대중의 생활에는 법률보다 도덕이 더 큰 영향을 미친다. 이처럼 방역 시설이나 예방의학을 위해 서양의학을 택하는 것은 당연한 일이지만 실제로 대중 개개인의 건강을 위해서는 한의학적 조치가 더 큰 공헌을 할 수도 있다.

70여 년 전에 저술한 내용이지만 오늘날 보아도 정확하게 표현한 내용이라고 하겠다. 언급된 내용을 하나하나 살펴보기로 하자.

① 종합치료 의술 vs. 국소치료 의술

한의학은 종합적이라 할 수 있고, 서양의학은 국소적이라고 할 수 있다. 축농증(부비동염)을 예로 들어보자. 서양의학에서는 부비강에 화농균이 번식해서 염증이 생긴다고 보고, 부비강의 염증을 없애기 위해 약물을 투여하거나 수술을 한다. 그런데 한의학에서는 그 원인을 코에서 찾지 않고 환자의 체질과 여러 가지 생리적인 변화를 관찰하고 종합하여 환자에게 축농증이 발생한 원인을 종합적으로 규명한다. 치료 방법도 병이 발생한 곳에 직접 인공적인 처치를 하는 것이 아니라 전체적이고 자연적으로 생리적 변화를 조정하여 코의 질병 현상을 없애는 것이다.

축농증의 원인이 부비강에서 화농균이 작용해서 생기는 것이라는 말이 틀리지는 않지만 한 걸음 더 나아가 생각하면 어떤 건강한 사람이라도 비강과 부비강 안에 언제든지 화농균, 폐렴균, 디프테리아균, 인플루엔자균이 살고 있기 때문에 축농증의 원인을 화농균이라고 단정할 수는 없다. 오히려 어떤 원인에 의해서 코 부분의 화농균이 번식하지 못하도록 억제하는 저항력이 감퇴된 데에 있다.

한 가지 예를 더 들어보자. 우리가 머리가 어지러워서 한의원에 갔다고 하자. 어느 경우에는 '당신은 간장에 열이 있어서 그렇다'라고 하고, 어느 경우에는 '당신은 심장에 혈이 부족해서 그렇다'라고 한다. 또한, 어느 경우에는 '당신은 비장에 습(濕)이 많아서 그렇다'라고 한다.

머리가 어지러워 보이는 증상은 똑같아 보이는데도 그 원인이 간장, 심장, 비장으로 서로 다르다는 것이다. 그러므로 치료 방법도 간장의 열을 내려주거나, 심장의 혈을 보하여 주거나, 비장의 습을 제거하는 등 당연히 달라지는 것이다. 이는 머리가 어지러운 근본 원인을 몸 전체를 종합적으로 찾아 치료하기 때문이다.

마찬가지로 머리가 어지러워 병원에 갔다고 하자. 병원에서는 피를 뽑아 적혈구와 헤모글로빈 수치를 측정하는 등 혈액검사를 하고, 귀의 세반고리관에 이상이 있는지를 살펴볼 것이다. 원인이 밝혀질 때까지 각종 검사를 할 것이다. 서양의학은 국소적이고 조직학적이기 때문에 병의 원인이 있는 부위를 찾아내야 한다.

종합치료와 국소치료는 어느 것이 우월하다거나 열등하다고 할 수는 없다. 질병의 종류에 따라 종합치료가 우월할 때도 있고, 국소치료가 우월할 때도 있다. 그리고 종합치료만 가능할 때도 있고, 국소치료만 가능할 때도 있으며, 둘을 반드시 함께해야 할 때도 있다. 그러므로 의술의 입장에서 보면 둘 다 필요한 것이다.

② 자연치료 vs. 인공치료

한의학이 자연치료 의학이라면 서양의학은 인공치료 의학이라고 할 수 있다. 자연치료는 인체의 자생력에 의해 치료되는 것이므로 완전히 자생력에 의존하는 것은 의술이라고 할 수 없으므로, 의술이라면 어느 정도 인공적인 첨가가 되는 것이라고 본다. 또한 인공치료라는 것도 인체의 자생력을 떠나서 존재할 수 없으므로 순수한 인공치료라는 것도 있을 수 없다. 다만 어느 쪽을 더 강조하느냐에 따라서 구분하는 것이다.

한의학은 자생력을 유도하고 도와주어 생체가 자체의 힘만으로 질병을 제거하도록 하는 것이며, 서양의학은 인공적으로 비상수단을 써서 질병을 제거하려는 것이다.

자연치료와 인공치료 역시 우월을 가릴 수 없다. 대부분의 외과 질병에 수술을 하는 경우와 같이 인공치료 의술이 아니면 안 될 때가 많다.

그렇다고 해서 무슨 질병이든지 수술을 들먹이는 것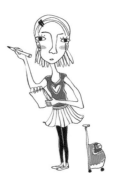
은 부당한 일이다. 굳이 수술을 하지 않고도 자생력
을 높여 치료할 수 있는 경우도 많다. 또한 인위적으
로 증상을 소실시켜 인체 전체의 조화를 깨트리는 경
우 오히려 건강을 더욱 악화시킬 수도 있다.

열병 환자를 예로 들어보자. 열병 환자에게 얼음찜질을 하여 열을 내
리게 하는 경우도 있고, 발한(發汗) 즉 땀을 내어 열을 내리게 하는 경
우도 있다. 얼음찜질처럼 직접적으로 열을 내리는 방법이 서양의학적
인 방법이라면 땀을 내어 열을 내리는 방법은 한의학에서 많이 사용
하는 방법이다. 얼음이 녹을 때는 많은 열을 흡수한다는 것은 누구나
다 아는 일이다. 체온이 42℃ 이상 올라가면 인체 기관이 활동을 정지
하므로 인공적으로 머리 쪽과 심장 부위에 찬 얼음을 대서 열을 흡수
하여 체온을 떨어트리는 것이다. 이 방법에 일리가 없는 것은 아니지
만 다음과 같은 문제점도 생각해 볼 수가 있다.

첫째, 액체에서 기체로 변할 때 흡수하는 열, 즉 기화열이 고체에서 액
체로 변할 때 흡수하는 열, 즉 용해열보다 7배 이상의 열량을 필요로
한다는 것은 물리학에서 증명된 것이다. 그러면 얼음으로 열을 흡수
시키는 것보다 땀을 내어 열을 흡수하는 것이 현명하다고 할 수 있다.
그러므로 얼음찜질은 땀을 내는 것보다 해열작용이 부족할 뿐만 아니
라, 인체에서 스스로 땀을 내고자 하는 기능까지 방해하므로 열병 치
료에 꼭 좋다고만 할 수 없는 것이다.

둘째, 인체의 전체는 뜨거운데 일부분만 차갑게 하는 것은 결코 좋은 일이 아니다. 뜨거운 유리그릇을 차가운 물에 넣어 부분에 따라 온도 차가 심하면 깨져 버리는 것처럼 인체도 전체의 조화가 깨져 더욱 악화될 수 있다.

한 가지 예를 더 들어보자. 햇빛도 잘 들지 않고 환기가 되지 않아 습기가 찬 골방이 있다고 하자. 이런 골방이면 당연히 방 구석구석에 곰팡이가 피어날 것이다. 이 곰팡이를 없애기 위해서는 어떤 방법이 좋을까? 우선 빠른 방법으로는 세정제를 사용하여 곰팡이를 씻어내거나 아예 방의 벽지를 뜯어내고 새로 벽지를 바르는 방법이 있을 것이다. 그러나 또 다른 방법으로는 방문을 열어 햇빛이 잘 들게 하고 환기도 잘되게 하며, 방에 불을 때어 습기를 말려주면 곰팡이가 저절로 없어질 수 있을 것이다.

앞의 방법이 인공적으로 곰팡이를 없애는 것이라면 뒤의 방법은 곰팡이가 저절로 없어지도록 방의 환경을 바꾸어 주는 것이라고 할 수 있다. 앞의 방법을 사용할 경우 방이 금방 깨끗해져 방을 사용하기에 좋겠지만 햇빛이 들지 않고 습기가 차는 방이기 때문에 시간이 지나면 다시 곰팡이가 피어날 수가 있다.

뒤의 방법은 햇빛을 들게 하고 방의 습기를 제거하여 곰팡이가 피는 환경을 없애 주어 곰팡이를 근본적으로 없앨 수는 있지만 시

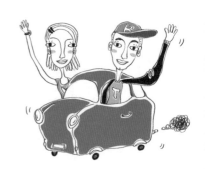

간이 오래 걸릴 뿐만 아니라 곰팡이가 완전히 없어진다는 확신도 없다.

두 가지 방법 가운데 무엇을 선택할지는 사람마다 필요에 따라 달라질 것이다. 물론 두 가지 방법을 함께 선택하는 경우도 있을 것이다.

③ 치본(治本)의학 vs. 치표(治標)의학

한의학은 치본(治本)의학이고 서양의학은 치표(治標)의학이라고 할 수 있다. 치본의학이라는 것은 병의 근본을 찾아 없애는 것이고, 치표의학이라는 것은 나타난 병증을 없애는 것이다. 그러나 이것 역시 서양의학은 단순히 표(標)만을 치료하고, 한의학은 본(本)만을 치료하는 것은 아니다. 다만 어느 쪽을 더 강조하느냐에 따라서 구분하는 것이다. 서양의학이 단순히 증상만을 치료하는 것이 아니며, 한의학에서도 '급즉치표(急則治標)하고 완즉치본(緩則治本)'이라고 하여 병세가 급한 급성질환은 표를 먼저 치료하고, 병세가 완만한 만성질환은 본을 치료하며, 상황에 따라서는 표와 본을 동시에 치료하여야 한다고 하였다.

위산이 과다하게 분비되는 위산 과다증을 예로 들어보자. 위산이 과다하게 분비되면 위벽이 손상되고 쓰리게 된다. 이때 이미 분비된 다량의 위산을 중조 같은 것으로 위산을 중화시켜 위벽을 해치는 염려가 없게 방지하는 데는 서양의학이 매우 뛰어나다. 그러나 근본적으로 지나친 양의 위산이 분비되지 않도록 조절해 주는 데는 한의학이 우수하다. 위산 과다증의 원인을 한의학에서는 간경락 계통의 산성

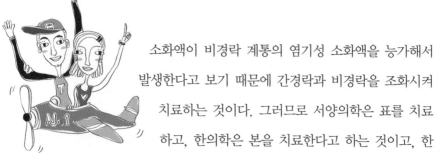

소화액이 비경락 계통의 염기성 소화액을 능가해서 발생한다고 보기 때문에 간경락과 비경락을 조화시켜 치료하는 것이다. 그러므로 서양의학은 표를 치료하고, 한의학은 본을 치료한다고 하는 것이고, 한의학은 대체로 만성질환에서 더욱 강점을 가지고 있다 하겠다.

④ 내과 의학 vs. 외과 의학

한의학은 내과 의학이고 서양의학은 외과 의학이라고 할 수 있다. 물론 한의학에도 외과 질환을 치료하고, 서양의학에도 내과가 있다. 그러나 대체적으로 한의학에서는 외과 질환도 내복약으로 치료하려고 하고, 서양의학에서는 내과 질환도 수술 요법을 사용하는 경우가 많이 있다.

여드름 환자를 예로 들어보자. 여드름은 주로 안면의 모낭에 생기는 화농성 염증이다. 여드름을 치료하기 위해서는 환부에 외용 연고를 바르는 방법이 많이 쓰인다. 그러나 여드름은 주로 청년기에 호르몬 영향으로 피지선의 분비가 과잉되는 경우가 많기 때문에 외용 연고만 발라서는 치료 효과를 기대하기가 힘든 경우가 많다. 여드름은 인체 내부에서 발생한 독소가 안면부에 표출되는 것으로 보아서 인체 내부의 독소를 없애기 위해서 약물을 복용하는 방법도 있다. 다시 말해 앞의 방법을 외과적 치료라고 한다면, 뒤의 방법을 내과적 치료라고 하는 것이다.

⑤ 응변(應變)주의 vs. 획일(劃一)주의

치료에 있어서 한의학은 응변주의를 택하고, 서양의학은 획일주의를 택한다고 할 수 있다. 한의학은 같은 질병이라 할지라도 환자에 따라서, 혹은 계절에 따라서, 장소에 따라서 치료 방법이 그때그때 달라진다.

그러나 서양의학은 같은 질병이면 대체로 같은 치료 방법을 택한다. 서양의학도 개인의 특성을 무시하는 것은 아니지만, 질병을 관찰할 때 항상 어떤 보편타당한 병리적 법칙의 틀 안에 집어넣으려 하며, 치료에 있어서도 보편타당한 방법을 택하려고 하는 것이 사실이다.

감기를 예로 들어보자. 서양의학에서는 감기 바이러스가 같은 것으로 확인되면 대체로 같은 치료 방법을 사용한다.

그러나 한의학에서는 같은 감기라 할지라도 땀이 나는지 안 나는지, 가래가 끓는지 그렇지 않은지, 소화가 잘되는지 안 되는지, 감기에 걸린 지 며칠이 되었는지, 여름철인지, 겨울철인지 등을 헤아려 다른 처방을 한다. 똑같이 추위에 노출되었다고 해도 감기에 다 함께 걸리지 않는 것은 개개인의 체질 차이 때문이다. 그러므로 치료 또한 개개인의 상황에 맞추어 할 필요가 있는 것이다.

무슨 병이든지 대표적인 한 가지 치료법으로 통일되는 서양의학의 입장에서 보면 한의학의 치료법은 매우 막연한 감이 있고 늘 부족하게 여겨지며 의심이 들 수도 있겠지만, 막연한 가운데 법칙이 있는 것이 한의학의 특징이라고 하겠다.

동봉이란 한의사의 집이 살구나무 숲이 된 사연

의술을 펼치는 사람들, 즉 의사들을 지칭할 때 도규계(刀圭界)라는 말을 쓴다. 도규는 가루약을 뜨는 숟가락이다. 의사들이 약 숟가락을 자주 사용하는 데서 유래되었을 거다. 이에 비해 한의계를 가리킬 때는 행림(杏林)이라는 말을 흔히 쓴다. 살구나무 숲이라는 뜻의 행림에는 인술(仁術)을 펼치는 한의사를 존경하는 의미가 담겨 있다.

중국 진나라 갈홍이 지은 〈신선전(神仙傳)〉이라는 책에 행림(杏林)의 연유가 적혀 있다. 제갈공명이 활약하던 중국 삼국시대의 이야기다. 삼국 가운데 하나인 오나라 예장 지방의 여산이라는 곳에 동봉이라는 분이 은둔하여 살았다고 한다. 그분은 매일 사람들의 병을 고쳐주면서 결코 돈을 받지 않았다. 다만 심각한 병을 고쳤을 때는 집 주위에 살구나무 다섯 그루를 심게 하고, 가벼운 병을 고쳤을 때는 한 그루만을 심게 하였다.

몇 년이 지나지 않아 십만여 그루의 살구나무가 심어져 그 일대가 울창한 살구나무 숲이 되었고, 사람들은 그분이 기거하는 곳을 '동선행림(董仙杏林)'이라고 불렀다. 그분은 살구가 익으면 팔아 곡식으로 바꾸어 가난한 이웃들에게 아낌없이 베풀었다. 사람들은 그분의 높은 덕을 칭송하여 '행림춘난(杏林春暖 : 동봉의 인술이 봄볕과 같이 따뜻하다)'이라고 하였다. 이후 행림은 한의사를 가리키는 말이 되었고, 행

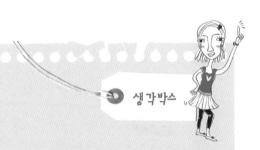
림춘난은 인술을 베푸는 훌륭한 의사의 미덕을 칭송하는 고사성어로 쓰이게 되었다.

우리는 의술을 흔히 인술이라고 한다. 왜 의술을 인술이라고 하는 것일까? 인(仁)은 동양사상 특히 공자의 유교에서 매우 중요한 의미를 갖고 있다. 불교의 핵심 사상을 자비라 하고, 기독교의 핵심 사상을 사랑이라고 한다면, 유교의 핵심 사상은 인이다.

맹자는 사단(四端)이라고 하여 인의예지(仁義禮智)를 중요한 덕목으로 보았다. 측은지심(惻隱之心)은 인지단야(仁之端也)이고, 수오지심(羞惡之心)은 의지단야(義之端也)이며, 사양지심(辭讓之心)은 예지단야(禮之端也)이고, 시비지심(是非之心)은 지지단야(智之端也)라고 하였다.

측은지심(惻隱之心)은 남을 불쌍하게 여기는 타고난 착한 마음으로 인(仁)의 시작이며, 수오지심(羞惡之心)은 자신의 옳지 못함을 부끄러워하고, 남의 옳지 못함을 미워하는 마음으로 의(義)의 시작이며, 사양지심(辭讓之心)은 겸손하여 남에게 사양할 줄 아는 마음으로 예(禮)의 시작이고, 시비지심(是非之心)은 옳음과 그름을 가릴 줄 아는 마음으로 지(智)의 시작이라고 하였다.

인은 측은지심이다. 측은지심은 맹자의 성선설의 근간이 된다. 우리 사람은 모두 다 선천적으로 착하다는 것이다. 우리가 길을 가다가 아무것도 모르는 어린아이가 위험한 우물 곁에서 놀고 있는 것을 보았다고 하자. 어린아이가 깊은 우물 속으로 빠져 생명이 위험할 수 있다는 생각이 들면, 사람들은 그 어린아이와 아무런 관계가 없다고 해도 그 어린아이를 위험으로부터 구하기 위해 우물로부터 안전한 곳으로 옮겨 놓을 것이다. 인간에게는 남의 어려움을 구하여 주고자 하는 착한 본성이 있기 때문이다. 그 어린아이를 구할 때, 어떤 반대급부를 생각하거나 털끝만한 이익을 생각하고 행동하는 것이 아니라는 것이다. 바로 이러한 인간의 본성이 인(仁)이라는 것이다.

의술도 마찬가지다. 의사 앞에서 환자는 아무것도 모르는 어린아이와 같은 존재다. 환자는 질병으로 고통을 받고 있으며, 자신의 생명이 위험하다는 것을 알더라도 스스로 위험으로부터 헤어날 수 있는 방법을 알지 못해 전적으로 의사에게 의존하는 나약한 존재다.

의사는 측은지심을 가지고 환자의 고통을 덜어주고 생명을 구하는 역할을 하기 때문에 의술을 인술이라고 부르는 것이다.

만일 의사가 환자의 지위나, 재산, 신분 등을 고려하여 차별하여 진료한다면 결코 인술이라 할 수 없을 것이다. 지금은 자본주의 시대로 의술도 생계를 위한 직업의 하나지만, 의술이 인술이라는 것은 시대를 초월하여 의사의 사명이 되어야 할 것이다.

중국 당나라 때 저명한 의사였던 손사막(孫思邈)은 그가 지은 〈천금요방(千金要方)〉이라는 책에서 의사의 길을 제시하고 있다. 지금도 한의학도들이 즐겨 읽는 유명한 대의정성(大醫精誠)이라는 글이다. 이 가운

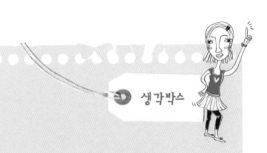

데 측은지심과 인술을 설명한 부분을 읽어보기로 하자.

凡大醫治病, 必當安神定志, 無欲無求, 先發大慈惻隱之心, 誓願普
범 대 의 치 병 필 당 안 신 정 지 무 욕 무 구 선 발 대 자 측 은 지 심 서 원 보
救含靈之苦.
구 함 령 지 고
若有疾厄來求救者, 不得問其貴賤貧富, 長幼妍蚩, 怨親善友, 華夷愚
약 유 질 액 래 구 구 자 부 득 문 기 귀 천 빈 부 장 유 연 치 원 친 선 우 화 이 우
智, 普同一等, 皆如至親之想, 亦不得瞻前顧後, 自慮吉凶, 護惜身命.
지 보 동 일 등 개 여 지 친 지 상 역 부 득 첨 전 고 후 자 로 길 흉 호 석 신 명
見彼苦惱, 若己有之, 深心悽愴, 勿避嶮巇, 晝夜, 寒暑, 肌渴, 疲勞,
견 피 고 뇌 약 기 유 지 심 심 처 창 물 피 험 희 주 야 한 서 기 갈 피 로
一心赴救, 無作功夫形迹之心.
일 심 부 구 무 작 공 부 형 적 지 심
如此可爲蒼生大醫, 反此則是含靈巨賊.
여 차 가 위 창 생 대 의 반 차 즉 시 함 령 거 적

무릇 훌륭한 의사, 즉 대의(大醫)가 병을 치료하기 위해서는 반드시 마음을 안정시키고 뜻을 평정하게 하여, 바라거나 구하고자 하는 것이 없어야 한다. 먼저 큰 자비와 측은지심을 가지고 사람들의 고통을 구해 주고자 하는 마음가짐을 가져야 한다. 만약 병이 있어 치료받고자 하는 환자가 있으면, 그 귀하거나 천함, 가난하거나 부유함, 나이의 많고 적음, 아름답거나 추함, 원한과 친근함, 동족과 이민족, 지혜의 많고 적음을 묻지 말고 모두 한마음으로 똑같이 자기의 부모와 형제처럼 생각해야 한다. 환자를 고쳐주면서 이것저것 생각하지도 말며

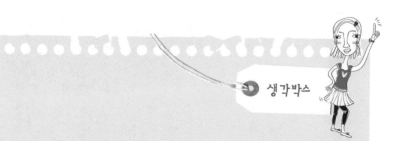

자기에게 어떤 좋은 일이나 언짢은 일이 있어도 가리지 말아야 한다.
환자의 고통이 자신의 것인 양 깊이 슬퍼하는 마음을 가지고 험하고
가파른 길이나, 낮과 밤, 추위와 더움, 배고픔과 목마름, 피로 등을 가
리지 말고 한마음으로 달려가 구해주되, 능력을 자랑하거나 공적을
남기겠다는 마음을 갖지 말도록 할 것이다. 이와 같이 하면 백성들의
대의(大醫)가 될 수 있으나, 이와 반대로 하면 백성들을 해치는 큰 도
적이라 할 것이다.

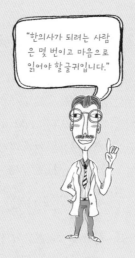

"한의사가 되려는 사람
은 몇 번이고 마음으로
읽어야 할 글귀입니다."

교수님과 함께 떠나는
한의학 여행

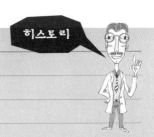

한의학은 어떻게 발전하였을까?

우리나라와 중국, 일본 등 동아시아의 전통의학은 대동소이하다
고 할 수 있다. 한의학은 멀리 중국의 신농(神農), 황제(黃帝), 요순
(堯舜) 등의 시대에 기원을 두고 있다.

한의학에서 가장 오래된 서적이며, 한의학의 이론 기초를 제시하
고 있어 현재까지 필수 경전으로 인정받고 있는 〈황제내경〉은 전
설적 인물인 황제의 이름을 빌려 명칭이 붙여졌으며, 약물학의
가장 오래된 서적이며 현재 한약재의 기본 서적이 되고 있는 〈신
농본초경〉은 하루에 70개의 약물을 맛보아 효능을 알아냈다는
신농의 이름을 빌려 붙여졌다.

실제로 황제나 신농과 같은 전설적 인물이 이러한 책을 저술하였
다고 할 수는 없으며, 〈황제내경〉은 전국시대에, 〈신농본초경〉은
진한시대에 저술되었다.

그러나 의학이라는 것은 사람의 생존에 없어서는 안 될 필수불가
결한 것이기 때문에 의학에 대한 인식이 이미 황제나 신농 시대
에 존재하고 있었음을 의미한다고 할 수 있다.

우리 한의학 역시 중국으로부터 유입되어 형성되었음을 부정할
수 없지만, 우리나라는 동시에 자체적으로 발전한 의료 방법과
약물에 대한 지식을 가지고 있었다. 우리 한의학의 기원은 환웅
유업(桓雄遺業)이라고 하여 단군신화에 뿌리를 두고 있다. 이는 한

의학이 우리 민족의 출발과 함께 해온 민족의학임을 의미한다.

삼국유사의 단군신화에는 환웅 천왕이 3,000명의 무리를 이끌고 태백산에 내려와 신시(神市)를 열고, 곰과 호랑이에게 쑥 한 줌과 마늘 20개를 주고 100일 동안 햇빛을 보지 않으면 사람이 될 것이라 하였는데, 곰이 참아내어 사람이 되었다는 이야기가 기록되어 있다. 이 신화에는 쑥과 마늘이라는 약물이 등장하고 있는데, 쑥과 마늘이 이미 우리 민족 역사의 시작과 함께 식품이나 약물로 사용되고 있음을 의미하는 것이다.

최고의 의서를 가진 우리나라 한의학

우리나라가 중국으로부터 의학 서적을 수입한 최초의 기록은 〈일본서기〉에 있다. 고구려 평원왕 3년에 중국 오나라 사람인 지총이 〈황제내경〉과 〈신농본초경〉 등 164권을 가지고 고구려를 거쳐 일본에 귀화하였다고 한다.

이보다 약간 후에 백제는 중국 남북조시대의 여러 나라로부터 의서를 수입하였는데 백제시대에 저술된 〈백제신집방〉에 이들 의서의 내용이 기록되어 있다.

이렇게 전래된 의학은 삼국시대를 거쳐 고려시대에 이르러 민족적인 자각으로 새로운 전기를 맞게 된다. 중국 의학이 수입된 삼국시대부터 고려시대 전기 이전에는 중국의학 중심이었다면 고려시대 중반부터는 우리나라 사람에 맞는 새로운

교수님과 함께 떠나는
한의학 여행

의학을 정립하려고 노력하였다.

특히 몽골의 침입으로 중국의 약재를 수입하기 어려워지자 우리나라에서 생산되는 향약(鄕藥)에 대한 관심이 높아져 〈향약구급방〉 등이 저술되어 독자적인 우리 한의학이 꽃을 피웠다.

조선시대에 들어와서는 고려시대 의학을 정리 종합하였을 뿐만 아니라 다시 새로운 의학 이론을 정립하여 한의학의 발전을 이룩하였다. 〈향약집성방〉과 〈동의보감〉이 그것이다.

〈향약집성방〉은 세종 15년(1433년)에 저술되었는데, 이 책은 우리 땅에서 생산되는 국산

백제신집방(百濟新集方) 일본의 의학서적인 의심방(醫心方)에 인용되어 있다.

약으로 우리 국민의 질병을 치료하겠다는 세종대왕의 애민정신(愛民精神)과 주체의식을 담고 있다는 점에서 매우 큰 의의를 지닌다.

세종대왕은 우리나라에서 생산되는 약재와 중국에서 생산되는 약재가 같은 품질인지를 확인하기 위해 노중례, 박윤덕, 유효통 등 당시의 약물학자들을 중국에 직접 보내 연구하게 하여 올바른 약재 사용의 큰 틀을 만들었다. 이는 세종대왕의 크나큰 업적이라고 하겠다.

〈동의보감〉은 허준이 선조의 명을 받들어 집필하였다. 광해군 2년(1610년)에 완성되었으며, 〈동의보감〉은 당시까지 출판된 역대 의서들을 총괄하여 독특한 방식으로 편집되었다. 이렇게 뛰어나고 보기에 편리한 서적은 일찍이 없었으며, 중국과 일본에까지 널리 보급되어 우리나라

의 의학을 과시하게 되었는데, 중국에서는 '천하의 보재(寶財)'라고 하
였고, 일본에서는 '신선의 글이며, 가장 소중하게 보존해야 할 책'이라
며 칭송하였다고 한다.

〈동의보감〉이전의 우리나라 의학은 중국 의학의 이론에 우리 국산 한
약재를 사용하는 것이 일반적이었으나, 〈동의보감〉이후 우리 의학은
명실상부한 우리 의학, 즉 한의학이라고 할 수 있게 되었다.

이미 세종 시대에 한국 의학의 자주적 기초를 마련할 정도로 크게 발전
하였고, 이러한 학문적 토대 위에 허준이 〈동의보감〉을 편찬하여 한국
의학은 그 독자적 지위를 가질 수 있게 되었고, 〈동의보감〉을 통해 우
리 의학이 중국 의학과 대등한 것임을 과시할 수 있게 되어 우리 의학
을 중국 의학과 구별하여 동의학(東醫學)이라고 부를 수 있게 되었다.

조선 말기 광무(光武) 4년(1900년)에 이제마가 〈동의수세보원〉을 저술해
우리 한의학은 〈동의보감〉이후 다시 한 번 새로운 전기를 맞이하게 되
었다.

〈동의수세보원〉을 통해 모든 사람
을 태양인(太陽人), 태음인(太陰人),
소양인(少陽人), 소음인(少陰人)으
로 구별하여, 각 체질에 따른
독특한 생리와 병리를 설명하고 치료
하는 이론을 제시하였다. 이것이 바
로 그 유명한 사상의학(四象醫學)이다.
이렇듯 우리나라에서 한의학의 독창

교수님과 함께 떠나는
한의학 여행

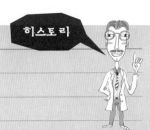

적 발전으로 위대한 성과를 이룩하여 오늘날 우리 한의학이 완성되었
다고 할 수 있다. 우리는 이를 바탕으로 더욱 발전시켜 나가야 할 것이
다.

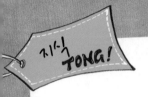

한의학의 근간을 세운 세종대왕

세종대왕은 우리 역사에서 가장 위대한 인물 가운데 한 분이다. 세종대왕은 한글을 창제하였고, 오늘날 우리의 영토를 확정하였으며, 농업, 천문, 의학 등 과학 분야에서도 뛰어난 업적을 남겼다. 세종대왕이 거의 전 분야에서 뛰어난 업적을 남길 수 있었던 것은 애민정신과 자주정신이 있었기 때문이다.

우리의 한의학도 세종대왕 때 그 근간이 이루어졌다고 볼 수 있다. 당시 중국에서 수입되는 약재를 당약(唐藥)이라고 하는데 이에 대하여 우리 땅에서 생산되는 약재를 향약(鄕藥)이라 불렀다. 세종대왕은 백성의 질병을 치료하는 데 없어서는 안 될 한약재의 생산을 매우 중요하게 생각하였고, 특히 우리 백성의 질병에는 우리 땅에서 생산되는 약재가 우수하다고 생각하여 향약을 발전시키는 데 노력하였다.

세종 5년(1423년)에 김을현, 노중례, 박윤덕 등의 학자를 명나라에 파견하여 향약과 당약이 같은 식물인지 검토하게 하여 정확한 약재를 사용할 수 있는 연구를 하도록 하였다. 이러한 연구를 바탕으로 세종 13년(1431년)에는 우리 땅에서 생산되는 약 160종의 한약재에 대하여 채취시기를 적은 〈향약채취월령〉이 저술되었다.

세종대왕은 여기서 그치지 않고 세종 15년(1433년)에 노중례, 박윤덕, 유효통 등을 시켜 〈향약집성방〉 85권을 저술하게 하였다. 〈향약집성방〉은 우리 땅에서 생산되는 한약재로 우리 백성의 질병을 치료하고자 하는 애민정신과 주체의식을 담고 있는 서적이라는 점에서 매우 큰 의의를 지닌다.

또한 세종 25년(1443년)에는 김례몽 등이 〈의방유취〉를 저술하였는데, 이 책은 명나라 이전에 저술된 약 150여 종의 한의서를 분류 정리하여 자료가 매우 풍부한 방대한 의서로 중국과 일본에서도 한의학을 연구하는 데 없어서는 안 될 책으로 인정하고 있다.

세종대왕 시대는 정치, 경제, 문화와 과학 등 모든 분야에서 융성한 시기로 이를 통해 국가 지도자의 역할이 얼마나 중요한지를 알 수 있다.

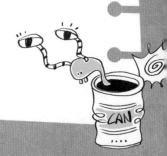

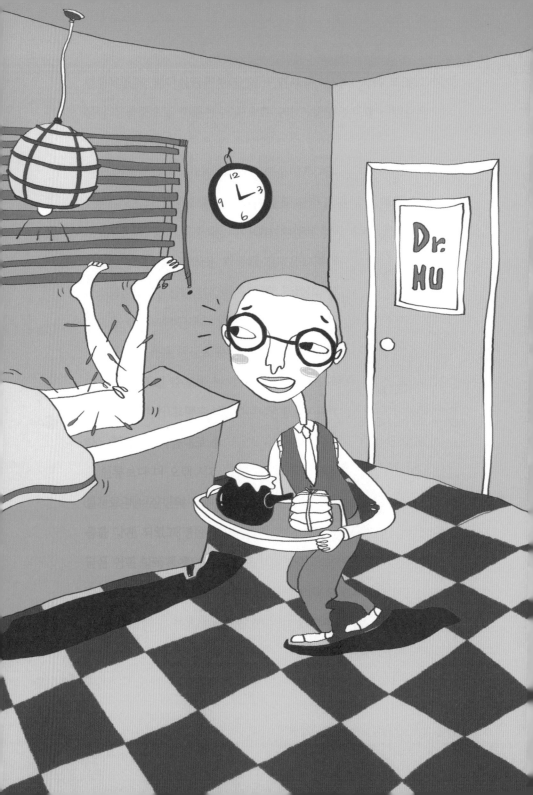

미리 보는 대학 생활, 한의학과 원정기

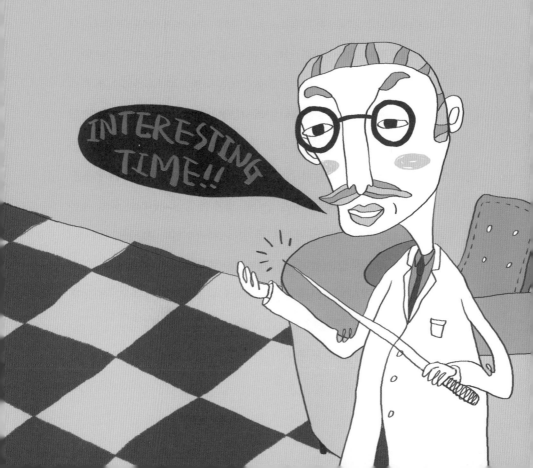

INTERESTING TIME!!

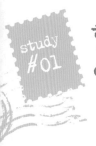

한의과 대학에서는
어떤 과목들을 배울까?

한의과 대학은 예과 2년과 본과 4년, 총 6년의 교육과정으로 되어 있다. 2008년에 개교한 부산대학교 한의학전문대학원의 경우는 4년의 교과과정으로 구성되어 있다.

예과 2년 동안은 한의학을 이해하는 입문과정이다. 본격적으로 한의학을 배우기 전에 기초공사를 한다고 보면 된다. 다른 일반학과와 마찬가지로 영어나 생물 같은 교양 과목을 이수하는 한편, 한의학의 기초가 되는 전공 과목을 이수하게 된다. 한의학의 기본 이론이라고 할 수 있는 음양과 오행의 사상을 한의학개론과 한의학원리론 등을 통해 배우고, 약용자원학을 통해 본초의 성미(性味, 성질과 맛), 귀경(歸經, 본초가 작용하는 부위)이 어떠한 특징이 있는지 등을 배우게 된다. 또한 의료윤리학 등은 의사로서의 덕목과 지식을 갖추게 해주고, 조직학, 발생학, 생화학 등은 양방 과목에 대한 기초를 닦게 해준다.

본과 1, 2학년 때는 주로 한의학 기초학문을 공부하게 된다. 예과와는 달리 수업시간이 늘어나고 공부하는 양도 엄청나게 늘어난다. 한의학의 기초학문인 원전학(原典學), 해부학(解剖學), 생리학(生理學), 본초학(本草學), 방제학(方劑學), 경혈학(經穴學), 진단학(診斷學) 등을 공부한다. 건설공사에서도 기초공사가 잘되어야 높은 빌딩을 지을 수 있듯이, 한의사가 되기 위해서는 어느 한 과목도 소홀히 할 수 없는 주요한 과목이다. 이들 기초과목을 통해 한의학에 대한 기본적인 골격을 세우게 된다.

본과 3, 4학년은 본과 1, 2학년 때 공부한 기초과목을 토대로 해서, 환자의 질병을 대상으로 하는 임상학문을 공부하게 된다. 내과학, 침구학, 재활의학, 부인과학, 소아과학, 신경정신과학, 안이비인후과학, 외과학, 사상의학 등 과목 수도 많고, 수업 시간도 많아서 이들 과목을 공부하기 위해 엄청 바쁘게 시간을 보내게 된다.

예과 2년 : 한의학의 입문과정

한의학한문

한의학은 고대로부터 긴 역사를 가지고 발전을 해왔기 때문에 한문으로 쓰인 책이 대부분이다. 용어 자체도 한자로 쓰지 않고서는 이해하기 힘든 부분이 있기 때문에 전공 서적을 읽을 때 어느 정도 수준의 한자 내지는 한문 실력이 갖추어져야 한다. 일반학과 학생들이 영어 원서를 읽는다면 한의과 대학 학생들은 한자로 된 원서를 읽어야 하기 때문에 한문의 중요성은 매우 크다.

한의학한문은 한자보다는 한문에 치중해서 공부하는 과목이다. 한자는 한문을 하면서 틈틈이 스스로 공부해야 한다. 교재는 주로 〈맹자집주(孟子集註)〉를 많이 사용한다. 맹자를 선택하는 이유는 이 안에서 배울 많은 중요한 사상들도 있겠지만, 한문 문장구조가 한문 학습을 하기에 적합하여 많은 학교에서 맹자를 교재로 사용한다.

맹자가 끝나면 〈논어(論語)〉, 〈의학입문(醫學入門)〉 등의 책을 공부하게 된다. 한의학한문을 통해 한문을 자유롭게 해석하고 이해할 수 있다면 이후 배울 원전은 물론, 다양한 전공 서적을 읽는 데 큰 도움이 된다.

한의학 개론

한의학 개론은 한의과 대학에 입학해서 가장 먼저 배우는 전공과목이다. 한의학의 기본이 되는 음양오행(陰陽五行), 천인상응(天人相應), 정신기혈(精神氣血) 등의 이론적 내용부터 임상에서 사용할 수 있는 다양한 변증법(辨證法)에 이르기까지 한의학의 전반적인 내용이 한 권의 책에 담겨 있다. 너무 많은 내용이 한 권의 책에 담겨 있어 각론에 대해 자세히 아는 것이 어려울 수도 있으나 한의학의 전반적인 분위기를 한 번 훑어본다는 느낌으로 공부하면 된다. 한의학은 고등학교에서 배워온 수학, 과학 등과는 매우 다른 체계의 사상을 바탕으로 펼쳐지기 때문에 처음에는 많은 학생들이 어려워한다. 그러나 한의학 개론을 통하여 한의학에 대한 이해도를 높일 수 있다.

한의학원리론

한의학원리론은 한의학 개론에서 배운 기본 개념들을 심화 학습하는 한편, 동양학 연구자들이 겪을 수 있는 개념에서의 혼란을 철학적으로 극복하는 데 도움을 주는 데 일차적 목표가 있다. 수업은 도교와 유교를 중심으로 하는 중국 고대철학에서부터 음양오행과 기(氣) 등을 배우고, 근대 서양의학의 철학과 문제점, 동서 철학의 비교 등을 통하여 한의학과 서양의학의 차이를 인식하고, 이를 통하여 자연스럽게 한의학의 원리를 배우게 된다.

동양철학

동양철학은 중국 철학사를 개관함으로써 동양철학에 대한 전반적 이해를 시도하는 데 초점을 두고 있다. 〈제자백가(諸子百家)〉와 〈위진현학(魏晉玄學)〉, 〈수당불교(隋唐佛敎)〉, 〈송명리학(宋明理學)〉의 대표 경전과 대표 사상가의 명제와 주제, 사상 등을 강의하는 방식으로 이루어진다. 동양철학을 단순히 한의학과 연관적으로 생각하는 데 그치지 않고 우리를 둘러싼 사회와 세계에서 일어나는 문제에 대한 철학적인 고찰과 적용을 목표로 하고 있다.

의료윤리

의료윤리는 의사가 의료 활동 중 생길 수 있는 윤리적 문제들을 짚어보고 생각하는 과목이다. 의사가 임상 시 갖춰야 할 자세와 환자에게 어떻게 다가가야 하는지 등을 공부함으로써 실력뿐만 아니라, 인성을 갖춘 의료인이 될 수 있도록 한다.

한의학뿐 아니라 서양의학 쪽에서 벌어질 수 있는 사고와 관련해서도 사례를 통해 접근하면서 다양한 시각에서 윤리적으로 생각하고, 판단해야 하는 부분들을 살펴보게 된다. 이 과목을 학습할 때 여러 가지 사례들을 접해보는 것이 중요하다. 때로는 의학을 다룬 드라마나 책, 심지어 만화책을 통해서 몇 가지 생각해 볼 문제들을 접할 수 있고, 이에 대해 생각해보는 계기를 마련할 수 있다.

의사학

어느 학문이나 그 학문의 역사는 중요하다. 의사학은 한의학의 역사를 배우는 과목이다. 특히 한의학은 2000년 이상의 역사 속에서 발전했기 때문에, 그 발전 과정을 학습하는 것은 매우 중요하다. 각 시대별로 어떠한 의사들이 활약을 했고, 그 시대적 배경은 어떠했는지를 배울 수 있다.

본과 1, 2학년 : 한의학 기초학문 과정

원전학(原典學)

원전학은 한의학 이론의 근간이 되는 〈황제내경(黃帝內經)〉을 학습함으로써 한의학 전반에 대한 이해를 높이고 이론적 토대를 확보하는 과목이다. 〈황제내경〉은 소문(素問) 81편, 영추(靈樞) 81편으로 구성되어 있다. 소문(素問)은 주로 한의학의 이론적 기본이 되는 음양과 오행을 중심으로 설명하고 있고, 영추(靈樞)는 주로 침구(針灸, 침과 뜸)에 초점을 맞춰 설명하고 있다.

이 과목은 한의학한문의 연장선상에 있는 과목이라고 보면 된다. 한의학한문을 통해 한문 해석능력이 어느 정도 갖춰졌다면, 원전학을 공부할 때 내용을 심도 있게 탐구하고, 암기하는 데 집중할 수 있다.

본초학(本草學)

언제부터인지 우리 주변에서 '한방(韓方)'이라는 이름을 달고 나오는 상품들이 많아졌다. 이제는 한방비누, 한방삼계탕, 한방화장품 등을 쉽게 볼 수 있다. 이런 상품들은 'OO 한약재가 들어있기 때문에 OO에 좋다'라고 광고한다. 그 한약재를 한의학에서는 본초(本草)라고 한다.

본초학 수업에서는 약 400여 종의 한약재를 공부하게 된다. 이들 한약재는 초근목피(草根木皮)라 하여 인삼(人蔘)과 같은 식물성 한약재가 대부분이지만, 동물성과 광물성 약재도 많다. 동물성 약재로는 곰의 쓸개인 웅담(熊膽), 소의 담석인 우황(牛黃), 사슴의 뿔인 녹용(鹿茸) 등이 있고, 광물성 약재로는 함수황산나트륨 ($Na_2SO_4 \cdot 10H_2O$)이 주성분인 망초 (芒硝, Natrii Sulfas), 화강암의 주성분인 운모(雲母) 등이 있다.

본초학 시간에는 각 본초의 성미(性味, 성질과 맛)와 귀경(歸經, 작용하는

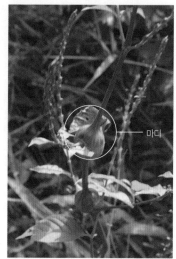
마디

쇠무릎 마디가 소의 무릎같이 팽대되어 있어 우슬 (牛膝)이라고 한다.

장부)을 통해 어떠한 효능이 있고, 어떠한 증상에 사용할 수 있는지 배운다. 효능과 주치를 결정하는 요소로는 성미와 귀경이 절대적인 비중을 차지하지만, 그 밖에도 본초의 색, 성장하는 환경, 모양 등도 중요하다. 줄기가 소의 무릎처럼 생겼다고 해서 쇠무릎이라는 이름을 가진 식물의 뿌리는 우슬(牛膝, Achyranthis Radix)이라는 약재로 쓰이는데, 무릎이 아플 때(腰膝骨痛, 요슬골통) 사용할 수도 있다.

본초학 실습시간에는 수업시간에 배운 본초를 직접 만지고, 맛보고, 그려봄으로써 한약재의 성질을 이해할 수 있다. 야외 본초실습을 통해서 약용식물을 직접 채집하거나 관찰할 수도 있다. 우리 주위에서 쉽게 볼 수 있는 약용식물도 많이 있다.

미리 보는 대학 생활,
한의학과 원정기

방제학(方劑學)

방제(方劑)는 한약의 배합 원칙과 치료 경험에 근거하여 만든 처방이다. 방제학은 방제의 구성 원리와 임상 운용 방법을 공부하는 과목이다. 민간에서는 단방(單方)이라고 하여 한 가지 한약재만을 사용하기도 하지만 한의학에서는 보다 높은 치료 효과를 얻기 위해서 둘 이상의 한약재를 배합하여 사용하고 있다. 아무리 능력이 뛰어난 사장이라도 혼자서 사업을 할 수 없는 것과 같다. 타이핑을 해주고 전화를 받아주는 비서가 있다면, 사장은 더 많은 업무를 볼 수 있을 것이다. 방제학도 마찬가지다. 인삼(人蔘)은 기운을 도와주는 효과가 뛰어나다. 그러나 인삼만 복용하는 것보다 인삼에 비서 역할을 해주는 대추를 넣어 함께 달여 먹으면 기운을 도와주는 효과가 더 뛰어나다. 또한 사장이 연구 분야에 뛰어난 능력이 있어 제품을 만드는 데는 우수하지만 영업 분야에서는 능력이 없다면, 제품 판매에 뛰어난 능력이 있는 영업 담당자와 협력하여야 더 많은 업적을 만들 수 있을 것이다. 이와 마찬가지로 기(氣)와 혈(血)을 함께 보해주고 싶다면, 기를 도와주는 인삼만으로는 부족하기 때문에 혈을 도와주는 당귀(當歸)라는 약재를 함께 달여 먹으면 기와 혈을 함께 보할 수가 있다.

해부학(解剖學)

이론과 실습을 통해 인체 구조를 이해하는 과목이다. 이론은 뼈의 구조를 배우는 골학(骨學, osteology)을 시작으로 근육학(myology), 인대,

신경과 혈관계, 장기를 배운다. 의학도라면 머리끝부터 발끝까지 한 부분도 빠짐없이 인체의 구조에 대해 학습해야만 한다. 따라서 암기 해야 하는 양도 상당히 많은 편이다. 예를 들면 위팔뼈(上腕骨, humerus)의 경우, 다른 뼈들과 관절이 되는 부위, 근육이 붙으면서 생 기는 흔적 등 뼈 곳곳의 명칭도 함께 외워야 한다. 실습은 카데바 (cadaver)라고 불리는 해부용 사체를 이용한다. 처음 실습실에 들어가 면 카데바의 부패를 막기 위해 처리해 놓은 포르말린 냄새 때문에 대 부분 불쾌함을 느낀다. 메스의 칼날도 날카로워서 조심하느라 다들 직접 메스를 드는 것을 기피하지만, 시간이 지날수록 의욕적으로 카 데바에 달라붙어 열심히 한다.

한방생리학

생리학은 생명 활동을 영위하는 생체를 대상으로 하는 자연과학이며, 이 생체가 표현하는 생명 현상의 기전을 연구하는 학문이다. 즉, 인체 를 구성하고 있는 기본물질과 그 물질이 담당하고 있는 기능, 물질들 사이의 관계 등을 통해 생 명 현상을 설명하는 학문이다.

한방생리학에서는 인체의 기본물질을 배우기 전 에 인체생리의 형성 원리인 음양오행론(陰陽 五行論)과 인체생리의 구성 원리인 오운육기론 (五運六氣論)를 가장 먼저 배운다. 음양은 모든 사물에 존재하는 대립과 통일의 관계를 대표하는 의미를 가지며 동시에 자연 현상을 규정하는 방법론이다. 오행은 인체의 모든 현상들이 목(木), 화(火), 토(土), 금(金), 수(水)의 다섯 가지 물질의 속성으로 나타나며 서로 간의 관계를 통해 생리 활동이 적절하게 유지된다는 것을 설명하는 방법론이다. 오운육기론은 인체에 영향을 미치는 자연 현상의 규칙을 발견하여 인체생리의 변화를 살펴보는 방법론이다.

음양오행론과 오운육기론을 배우고 나면 장상론(臟象論)을 공부한다. 장상론은 우리 인체를 구성하는 기본물질인 정(精), 신(神), 기(氣), 혈(血)이 흘러가는 통로인 경락(經絡), 각 생리기능을 담당하는 기관인 간(肝), 심(心), 비(脾), 폐(肺), 신(腎)의 오장(五臟), 담(膽), 소장(小腸), 위(胃), 대장(大腸), 방광(膀胱), 삼초(三焦)의 육부(六腑) 등이 맡은 기능과 각 장부 간의 관계를 설명하는 학문이다.

한방병리학

한방병리학은 한의학적인 이론 체계와 방법론을 통해 인체에 발생한 모든 이상상태의 원인과 경과, 증상 등을 탐구함으로써 진단과 치료 혹은 예후 판단 등에 기초적인 자료를 제공하는 학문이다.

한방병리학의 내용은 크게 다섯 가지로 나눌 수 있다. 병의 원인에 대해 연구하는 병인론(病因論), 병의 발생 기전에 대해 연구하는 발병론(發病論), 병의 변화 과정과 기전을 연구하는 병기론(病機論), 병증을 판별하는 변증에 대해 연구하는 변증론(辨證論), 끝으로 병을 다스리는 법에 대해 연구하는 치법론(治法論)이 있다.

진단학(診斷學)

환자를 진단하는 법과 진단의 범위를 배우는 학문이다. 한의학에서의 진단은 사진(四診)이라고 하는 망문문절(望聞問切)의 진단법을 통해 이루어진다. 첫째로 환자를 보고(望), 둘째로 환자의 소리를 듣고 냄새를 맡으며(聞), 셋째로 직접 환자에게 묻고(問), 넷째로 환자를 직접 만져 보고 살피는 것(切)이 사진의 과정이다. 이 과정을 통해 변증(辨證)을 하고 환자에게 적절한 치법을 제시해 주는 것이 진단학의 범위가 된다.

진단학의 방법은 사진의 방법도 있지만, 요즘에는 맥진기 등 진단 기계가 많이 개발되어서 진단 방법 또한 다양해지고 있는 추세다.

경혈학(經穴學)

침을 놓거나 뜸을 뜰 때에 아무 곳에나 하는 것이 아니다. 정해진 자리가 있고, 그 자리마다 치료를 할 수 있는 효능이 있다. 여기서 침을 놓는 자리를 경혈(經穴)이라고 하고, 이 경혈이 연결된 선을 경락(經絡)이라고 한다. 경락은 오장육부(五臟六腑)에 심포(心包)를 더한 십이경락(十二經絡)에 임맥(任脈)과 독맥(督脈)을 더해 십사경락(十四經絡)이라고 한다. 이 경락에 있는 점들을 일컬어 경혈(經穴)이라고 하는데 이 경혈들이 바로 침을 놓는 자리가 된다.

경혈학 시간에는 별도의 실습시간이 있어 침을 놓아볼 수 있다. 아직

침을 잡는 것이 익숙하지 않은 동기들끼리 서로 찌를 수밖에 없기 때문에 교수님의 지도에 따라 신중하게 해야 한다. 한의대에 입학해서 침을 처음으로 배우는 시간인 만큼 학생들의 흥미도 또한 높은 편이다.

예방의학

예방의학이란 병이 진행되지 않은 미병(未病) 상태에서부터 병에 걸리지 않도록 관리해 주는 것을 말한다. 미병(未病)이란 아직 음양(陰陽)의 편차가 그리 크지 않기 때문에 아직 증상이 발생하지 않은 상태를 말한다. 겉으로 드러난 증상은 아직 없다할지라도 이미 음양(陰陽)의 조화가 깨져 있기 때문에 음양을 조화시켜 줄 필요가 있다. 예방의학에서는 양생(養生), 기공(氣功) 등을 통해 병이 걸리지 않는 방법을 공부한다.

상한론(傷寒論)

〈황제내경(黃帝內經)〉이 최고(最古)의 한의학 이론서라면, 〈상한론(傷寒論)〉은 최고(最古)의 임상서라고 할 수 있다. 후한(後漢) 시대의 장중경(張仲景)이 저술한 의서로 우리 몸에 침입한 질병을 태양(太陽), 소양(少陽), 양명(陽明), 태음(太陰), 소음(少陰), 궐음(厥陰)의 육경병(六經病)으로 나누어 매우 치밀하게 분석하여 처방을 제시한 책이다. 처방은 매우 실용적이고 임상가치가 높으며, 후대 처방에 많은 영향을 미쳤기 때문에, 한의학도가 필수적으로 공부해야 하는 원전이라고 할 수 있다.

양방 과목

한의과 대학에서는 순수하게 한의학 과목만 공부하는 것은 아니다. 서양의학도 결코 소홀히 할 수가 없다. 한의학과 서양의학을 함께 공부하기 때문에 어떻게 보면 의과 대학보다 더 많은 공부를 해야 할지 모른다. 한의과 대학에서 공부하는 서양의학 과목으로는 생화학, 약리학, 양방 생리학, 양방 병리학, 미생물학, 방사선학, 임상병리학, 양방 진단학 등이 있다. 양방 생리학, 양방 병리학, 양방 진단학 등은 의과 대학에서는 생리학, 병리학, 진단학 등으로 불리지만, 한의과 대학에서는 한방 생리학, 한방 병리학, 한방 진단학이 있기 때문에 이들 과목과 구별하기 위하여 편의상 부르는 이름이다.

본과 3, 4학년 : 한의학 임상학문 과정

간계내과학(肝系內科學)

오장(五臟) 중 간(肝)과 관련되어 있는 인체 기관들을 일컬어 간계(肝系)라고 묶는다. 간계에는 담(膽), 눈(目), 근(筋) 등이 포함된다. 이렇게 간과 연관되어 있는 많은 유기적 장기에 대한 해부, 생리, 병리를 배우고, 각 장기가 유발하는 병증을 분석하여 원인, 증상, 치료, 예후, 예방 등을 배우게 된다.

심계내과학(心系內科學)

심(心)과 관련된 기관으로는 소장(小腸), 혀(舌), 맥(脈) 등이 있다. 이들을 심계(心系)로 묶을 수 있다. 중풍(中風)과 같은 심혈관계 질환의 증후와 각 질환의 병인, 병리, 진단, 치료와 예방에 관한 지식을 학습하여 임상에 응용할 수 있도록 하는 과목이다.

비계내과학(脾系內科學)

비(脾)와 관련된 기관으로는 위(胃), 입(口), 육(肉) 등이 있다. 이들을 비계(脾系)로 묶을 수 있다. 비계내과학은 변증론치(辨證論治) 관점에서 소화기 질환에 해당하는 질병을 이해하고 이에 대한 장부의 상관관계를 이해하는 과목이다.

폐계내과학(肺系內科學)

폐(肺)와 관련된 인체 기관에는 대장(大腸), 코(鼻), 피부와 체모(皮毛) 등이 있다. 이들을 묶어 폐계(肺系)라고 하며, 호흡기계를 담당한다. 폐계내과학은 폐와 호흡기계 질환을 대상으로 증상과 치료를 공부하는 과목이다.

신계내과학(腎系內科學)

신(腎)과 관련된 인체 기관에는 방광(膀胱), 귀(耳), 뼈(骨) 등이 있다. 이들을 일길이 신계(腎系)라고 한다. 신장(腎臟)과 각 장부와의 상관관계

를 파악하고, 소변의 분비, 저장, 배설의 기능, 성기능 이상에 대해서
학습한다.

안이비인후과학(眼耳鼻咽喉科學)

눈과 귀, 코, 인후부, 구강에서 발생하는 모든 질환의 원인, 증상, 진단,
치료를 공부하는 과목이다. 요즘에는 알레르기 비염 등 안이비인후과
를 전문적으로 하는 한의원들도 많아진 상황이다.

외과학(外科學)

한의학에서 외과학은 오늘날의 외과 영역과 피부과 영역이 합쳐진 학
문이다. 한의학의 특성상 외과 영역의 질환도 약물요법을 중요시 여
겼기 때문에 서양의학에서처럼 수술요법이 주가 되는 외과와는 성격
이 다르다.

침구학(針灸學)

경혈학에서는 경혈의 위치에 따라 어떠한 질환에 응용
가능한지를 배웠다면, 침구학에서는 어떤 질환을
두고 어느 경혈을 선택하고 배합할 것인지를 배우게
된다. 임상에 나가서 침구 치료를 할 때 큰 도움이 되
는 과목이다.

근골과학(筋骨科學)

운동을 하다가 발목을 삐거나, 혹은 신경통 등으로 관절이 아플 때 한의원을 찾는다. 이처럼 근골과학은 신경과 골관절 계통의 질환 중 임상에서 많이 대할 수 있다. 또한 한의학적인 치료가 효과적인 질환들을 중심으로 이에 대한 진단과 평가방법에서부터 치료에 이르는 전과정을 포함한다.

부인과학(婦人科學)

여성 고유의 생리 현상과 이에 관련하여 야기되는 질병의 한의학적 병리, 진단, 치료법을 배우는 과목이다.

소아과학(小兒科學)

소아의 건강관리와 병적 원인을 찾아내고 그 증상과 치료법을 동의학적으로 해석하고 연구하는 과목이다. 이 분야를 연구해서 실제 임상에서 응용한 사례로는 주변 소아 전문 한의원을 들 수 있다.

신경정신과학(神經精神科學)

신경정신과학은 질병을 심신(心身) 양면에서 바라보는 진단, 치료, 예방 등을 수반하는 과목이다. 한의학에서는 일찍부터 정신의 기능을 강조하였고, 정신과 육체의 관계 속에서 질병을 분석하고 치료하고자 하였다. 화병 등 신경정신과에 대한 한의학의 연구가 상당히 진행되어 임상에서 평가가 높은 과목이다.

재활의학과학(再活醫學科學)

인체의 골(骨), 관절(關節), 맥(脈), 근(筋), 기육(肌肉)에 대해서 개념을 이해하고 구조적 이상을 진단할 수 있는 각종 검사법을 공부하며, 골 관절 질환의 한의학적인 개념과 원인, 증상, 진단, 치료에 대해 배우는 과목이다.

사상의학(四象醫學)

『태양인 이제마』라는 드라마가 방영된 후 많은 사람들이 사상의학에 관심을 갖게 되었다. 사상의학은 태양인(太陽人), 태음인(太陰人), 소양 인(少陽人), 소음인(少陰人)의 구분을 통해 체질별로 맞는 식습관과 생활패턴을 찾아 건강을 추구하는 학문이다.

임상심리학(臨床心理學)

인간의 정서적, 행동적 문제에 대해 심리학적 원 리들을 사용하여 진단하고 치료하는 과목이다.

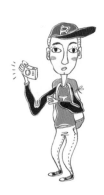

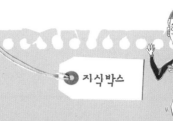

지식박스

건강을 유지시켜 주는 약재들

간장과 신장을 보하는 산수유

우리나라에서 생산되는 약재 가운데 세계적으로 효능이 우수한 것으로 인삼이나 은행잎을 꼽는다. 산수유나무의 열매인 산수유도 우리나라에서 생산된 것이 매우 우수한 것으로 알려져 있다. 산수유는 따뜻하면서도 습윤한 지역에서 잘 자라는데 전남 구례군 지리산 기슭이 산수유나무의 재배지로 매우 적합하다. 요즘에는 중부지방인 경기도 양평이나 여주 등지에서도 많이 재배하고 있다. 산수유나무는 꽃은 일찍 피지만 열매는 매우 늦게 익는다. 더운 여름이 다 지나도 쉽게 익어가지 않다가 10월에 들어서야 겨우 붉은 빛이 돈다. 산수유는 빨갛게 익었더라도 10월 말이 지나서 서리를 듬뿍 맞은 이후에 채취해야 효과가 좋다. 채취한 산수유 열매 속에는 대추씨와 같은 딱딱한 씨앗이 들어 있는데, 이 씨앗은 대변을 무르게 하고 기운을 떨어트리기 때문에 제거하고 사용하여야 한다. 예전에는 시골 아낙네들이 일일이 입으로 씨앗을 제거하였지만 수년 전부터는 씨앗을 제거하는 기계를 사용하고 있다.

산수유는 신맛이 매우 강한 약재다. 신맛은 수렴(收斂)작용이 있다. 수렴작용은 무엇인가를 거두어들이거나 빨아들이고 수축시키는 작용을 말한다. 우리가 매운 것을 먹으면 눈을 동그랗게 뜨고 입을 호호 불면서 기운을 내뱉게 되지만 그 반대로 신 것을 먹으면 자연스럽게 눈을 찡그리고 입을 오므리게 된다. 신맛은 우리 몸의 기운이 밖으로 빠져나가지 못하게 막아주는 작용을 하기 때문이다. 우리 몸은 음양(陰陽)

이 잘 조화되어야 건강을 유지할 수 있다.

혈액 순환이 너무 안 되면 어혈이 생겨 병이 되지만, 혈액 순환이 과잉되면 출혈이 되어 병이 된다. 대변이 너무 안 나가면 변비라는 병이 되지만, 대변이 너무 나가면 설사라는 병이 된다. 소변도 너무 안 나가면 소변 곤란이 되어 병이 되지만, 소변이 너무 자주 나가면 오줌싸개나 요실금이 된다. 신맛은 대체로 밖으로 과잉 배출되는 것을 막아 주는 작용을 하여 출혈을 멈추어 주는 지혈약, 설사를 멈추어 주는 지사약, 기침을 막아주는 지해약, 그리고 소변을 너무 자주 보거나 유정이나 몽정과 같이 정액이 과잉 배출되는 경우에 사용된다. 산수유는 앞에서 언급한 수렴작용이 매우 좋은 약재이다.

특히 간장과 신장을 보하는 작용이 뛰어나다. 한의학에서 간장과 신장을 보한다는 것은 근골(뼈와 근육)과 정혈(정액과 혈액)을 보한다는 뜻이나 마찬가지다. 그러므로 나이 들어 원기가 쇠약해지며 뼈마디가 힘이 없고 시리고 아픈 경우에 산수유를 사용할 수가 있고, 유정이나 몽정, 발기부전과 같은 성기능 장애에도 많이 사용한다. 또한 간장과 신장이 허약하면 근거를 잃은 양기(陽氣)가 우리 몸의 머리 쪽 상부로 올라가게 되어 머리가 어지럽거나 눈이 침침해지거나 얼굴에 열기가 생기기 쉬운데 이런 때 산수유를 사용할 수 있다.

이른 새벽이 되면 배가 사르르 하면서 설사가 오는 사람들이 있다. 이런 사람들은 대체로 신장 기능이 약한 사람들로 쉽게 말하여 정력이 약한 경우라고 할 수 있다. 정력이 약하기 때문에 음(陰) 기운이 제일 강한 새벽녘에 설사를 하게 되는 것이다. 이 같은 새벽 설사에는 산수유를 20g 정도 달여 먹으면 좋다.

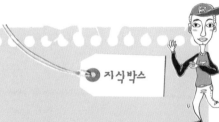

진액(津液)을 보충해 주는 둥굴레

4월과 5월의 우리나라 산에서 가장 흔하게 볼 수 있는 들꽃의 하나가 둥굴레다. 넓고 푸른 잎 마디마디마다 다소곳이 하얀 꽃망울을 늘어뜨리고 있다. 이 하얀 꽃망울은 검은 열매를 맺는다. 둥굴레는 구황식물(救荒植物)이다. 예전 보릿고개가 있던 시절에는 주린 배를 채우기 위해 산에 올라 둥굴레 뿌리를 캐어 먹고 목숨을 부지하기도 하였다.

둥굴레의 뿌리는 옥죽(玉竹)이라고 하여 한약재로도 사용한다. 예전 영양부족이 극심하여 갖가지 질병에 시달리던 시절에는 둥굴레 뿌리는 매우 긴요하게 사용되기도 했지만, 요즘같이 식생활에 여유가 있고, 오히려 영양이 과잉되는 때에는 그 사용빈도가 많이 줄어들었다. 근래에 들어 둥굴레가 약재로서의 사용빈도는 많이 줄어들었지만 오히려 식품으로는 사용량이 급증하였다. 이는 둥굴레가 둥굴레 차로 제조되어 그 구수한 맛으로 많은 사람의 사랑을 받고 소비되고 있기 때문이다.

둥굴레 뿌리는 우리 몸의 진액(津液)을 만들어 주는 효과가 좋아 둥굴레를 먹게 되면 갈증이 없어진다. 그러므로 둥굴레는 몸이 야위어 메마르고 건조하여 쉽게 열이 생기거나, 마른 기침이 자주 나는 사람, 침이 적게 나와 입이 메마른 사람들, 혹은 당뇨병과 같이 항상 갈증을 느끼는 사람들에게 좋은 효능이 있다.

앞에서 둥굴레를 근래에는 약재로 사용하는 빈도가 많이 줄었다고 하였지만 둥굴레의 효능은 오히려 현대인에게 더 어울릴 수 있다고 하겠다. 우리 몸은 음(陰)과 양(陽)으로 구별할 수 있는데, 둥굴레는 진액을 보충하여 주므로 음을 보하여 준다고 할 수 있다. 인체를 자동차에 비유하여 본다면 둥굴레는 자동차에 필요한 각종 윤활유 역할을 한다고 할 수 있다.

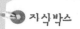

자동차가 움직이고 달리기 위해서는 휘발유가 필요하다.

아무리 새 자동차라고 해도 휘발유가 떨어지면 갈 수가 없다. 우리 몸도 움직이고 활동하기 위해서는 에너지가 보충되어야 하는데 이러한 것은 양을 보충하여 준다고 한다.

그러나 자동차가 점차 노후화 된다면 휘발유만 보충하여 준다고 자동차의 성능이 좋아지는 것은 아니다. 자동차의 엔진이나 기어부위와 같은 구석구석에 윤활유가 새지는 않는지 살펴보아야 하고, 부족하다면 보충을 하여 주어야 자동차의 수명이 유지된다. 만일 적절한 보충이 이루어지지 않는다면 자동차의 수명은 급격히 감소할 것이다.

우리 몸도 무조건 에너지만 보충하여 준다고 오래 오래 건강하게 살수 있는 것이 아니다. 나이가 들어 몸에 노화가 올수록 자동차에 윤활유를 보충하여 주듯이 우리 몸에도 적당한 윤활유를 공급하여 주어야 한다. 둥굴레는 이러한 윤활유로 매우 적합한 약재다. 그러나 이러한 윤활유는 보충하여 준다고 금방 효과가 나는 것은 아니다. 대체로 꾸준하게 장복하여야만 한다. 아니 평생을 복용하여야 한다.

둥굴레는 말린 것을 1회에 8~12g을 달여 복용하는데, 차로 마실 때에는 구수한 향이 나도록 볶아서 먹기도 한다. 둥굴레와 비슷한 식물에 층층갈고리둥굴레가 있는데 이는 황정(黃精)이라는 이름의 약재다. 옥죽(玉竹)과 황정은 비슷한 효능을 가지고 있는데, 대체로 황정은 술에 찌어 먹는다.

※ 이 글은 교수님께서 〈건강 다이제스트〉에 연재하셨던 글입니다.

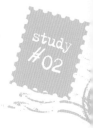

대학 생활 엿보기

예과 1, 2학년 : 맹자 구절을 외우며 활발한 교내 활동!

한의과 대학에 합격했다는 뿌듯한 마음을 가지고 부모님과 교수님의 축복 속에 입학식을 치르며 대학생활은 시작된다. 대학생활을 안내하는 오리엔테이션에 참석하고, 교수님과 선배들의 조언을 들으며, 고등학교와는 달리 생소한 수강신청이라는 것을 한 후 본격적으로 수업이 시작된다. 그러나 처음부터 수업이 제대로 될 리가 없다. 신입생이기 때문에 여기저기 환영의 자리에 불려가는 기회가 많다. 고등학교 시절 한의과 대학에 입학하기 위하여 그저 공부에만 몰두했던 것을 보상받으려는 듯이 각종 행사에 빠짐없이 참석하게 된다. 특히 입학식을 치른 3월에는 교실에 앉아 있는 시간보다 인근 술집에서 보내는 시간이 더 많을 정도로 체력을 다 소진해 버린다. 그러나 대학생활이 어찌 술로만 해결될 수 있겠는가? 수강신청을 한 과목의 학점 취득은 학생으로서 반드시 거쳐야 할 과정이다. 한의과 대학에서는 전공과목

의 경우 한 과목이라도 학점을 취득하지 못하고 과락이 되면 유급이
되어 한 학년을 다시 다녀야 한다.

6년 동안 한의학을 공부하기 위해서는 예과 1학년 때 필수적인 한문
공부에 많은 시간을 투자해야 한다. 대부분의 학생들은 고등학교에서
한자 수업을 받지 못했기 때문에 거의 백지 상태에서 시작하게 된다.
한문 교재로는 〈맹자(孟子)〉가 많이 사용되는데, 맹자 구절을 줄줄이
외워야 한다. 학생들이 제대로 공부하고 있는지 체크하기 위해 수시
로 시험을 보기 때문에 고등학교 때보다 긴장이 더 된다.

그리고 동아리 활동은 대학생활에서 빼놓
을 수 없다. 동아리는 학술 활동을 위한 동
아리, 봉사 활동을 위한 동아리, 취미 활동을
위한 동아리 등이 있는데, 각 동아리에서는
신입생들을 유치하기 위해 치열한 활동을 한
다. 각 동아리는 주로 신입생만을 대상으로 회원을 모집하기 때문에,
신입생 때 자기 목적에 알맞은 동아리를 선택해서 결정하는 것이 좋
다.

예과 2학년이 되면 신입생 티를 벗어던지고 예과 최고 학년이 된다.
예과 1학년 후배 신입생들에게는 하늘같은 선배 역할을 하게 되고, 예
과 학생회를 구성하여 활동을 하는 등 교내 활동이 왕성해진다. 예과
1학년과는 달리 전공수업이 많이 생겨 한의학 공부에 대한 흥미도 높
아진다.

본과 1, 2학년 : 학생회를 주도하며, 전공 공부에 매진!

본과 1학년 때는 본초학, 원전학, 생리학, 해부학 등 중요한 과목을 배운다. 그 과목들은 중요한 만큼 양 또한 방대하다. 그리고 다른 과목들에 비해 시험도 자주 보는 편이라 '본과 1학년은 시험기간이다.' 라는 정의를 내리는 재학생도 있다. 중간고사와 기말고사 외에도 수시고사가 각 과목마다 많다. 3월에 개강을 하고 2주차부터는 매주 시험이 기본적으로 2~3개씩은 있다. 외워야 하는 양이 워낙 많기 때문에 암기력도 중요하지만, 체력이 더 중요하다. 한 학기 내내 시험을 본다는 긴장감 속에서 생활을 하기 때문에 체력관리도 중요하다. 암기해야 할 양이 너무 많다고 해서 자기 마음대로 줄여서 공부했다가는 자칫 유급의 늪에 빠져 본과 1학년을 2년 동안 혹은 그 이상 하는 불상사가 생길 수 있으니 본과 1학년 생활은 항상 살얼음판이다.

본과 1학년을 잘 보내고 나면 그에 대한 보상으로 본과 2학년 생활은 상대적으로 여유롭다. 그래서 본과 1학년의 학생들은 시험이 하나씩 끝날 때마다 다가올 본과 2학년을 상상하면서 즐거워하기도 한다. 본과 2학년이 되는 학번을 소위 '학생회 학번' 이라고 한다. 거의 대부분의 한의과 대학에서 학생회는 본과 2학년이 주도하기 때문이다. 한의과 대학 학생회뿐만 아니라 각종 학술동아리, 취미동아리, 봉사동아리의 회장과 임원을 맡게 되니 대학 생활이 또 다른 면에서 바쁘게 된다. 수업의 양이나 시험 횟수는 본과 1학년 때에 비해 조금 줄어든다. 온갖 행사를 주도하여 이끌기 때문에 본과 2학년의 1년 동안은 한의대의 얼굴이 되는 학번이 된다.

본과 3, 4학년 : 임상실습을 하며, 진로 결정!

본과 3학년부터는 임상과목을 배우게 되므로 직접 환자를 보고 실습을 하게 된다. 3학년부터는 어느 정도 임상적 지식을 갖추기 때문에 가족이나 주변 사람들에게 침도 놓아보고, 무의촌에 가서 의료 봉사 활동을 할 수가 있다. 특히 본과 4학년이 되면 후배들에게는 거의 한 의사처럼 보인다.

한의사가 되기 위해서는 임상실습을 많이 해보아야 한다. 임상실습은 본과 3학년 때부터 시작하게 된다. 본과 3학년 때는 주 1회 정도 대학 부속병원에 가서 실습하는데 이 시기에는 실제 진료에 참여한다기보다는 각 진료과의 분위기를 익힌다고 생각하면 된다.

본과 4학년이 되면 본격적인 임상실습에 매일 참여하게 된다. 병원에서 교수님들이 환자를 진료하는 모습을 실제로 보면서 임상에 대해 배우게 된다. 조를 나눠서 각 진료과를 바꿔가면서 실습한다. 각 진료과에 머무르는 기간이 길지 않기 때문에 환자를 끝까지 관찰하지 못하는 아쉬움이 있지만, 환자의 치료 과정에 대해서는 진료하신 교수님을 통해서 파악할 수 있다.

한의과 대학을 졸업하고 한의사가 되기 위해서는 한의사국가시험을 합격해야 하므로 본과 4학년 때는 한의사국가시험 준비에 매진하여야 한다. 한의사국가시험은 모든 임상과목과 본초학, 생리학, 예방의학 등 기초과목까지 포함하기 때문에 공부의 양이 매우 많다. 고등학교 3학년 학생들이 수학능력시험을 준비하는 것 이상으로 공부해야만 한다. 한의사국가시험 합격률은 해마다 다르지만 보통 90% 이하가 합격한다. 10명 중에 1명 이상은 불합격하므로 시험공부를 소홀히 할 수가 없다.

또한 본과 4학년 때는 졸업 후의 진로를 생각하지 않을 수 없다. 병원의 수련의로 가서 전문의 과정을 거칠지, 기초학 교실에 남아서 조교를 거치면서 학문의 길로 갈지, 아니면 바로 개업을 해서 진료를 할지 등을 결정해야 한다. 군대에 가는 남학생들은 군의관이나 공중 보건의로 가게 된다.

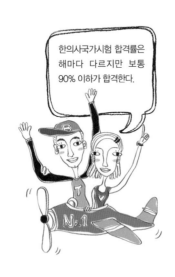

한의사국가시험 합격률은 해마다 다르지만 보통 90% 이하가 합격한다.

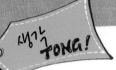

예과 시절을 알차게 보내는 방법

모든 일은 첫 출발이 중요하다. 첫걸음을 잘못된 방향으로 가면, 다시 수정하기가 쉽지 않다. 아무것도 그려지지 않은 하얀 도화지에 그림을 그릴 때는 무엇을 그릴 것인지, 구도는 어떻게 할 것인지, 재료는 무엇으로 할 것인지 등을 잘 생각하고 그리기 시작해야 좋은 그림을 그릴 수가 있다.

한의과 대학 6년 과정도 마찬가지다. 6년 과정 하나하나가 모두 중요하지만, 특히 첫 부분인 예과 2년 과정의 중요성은 아무리 강조해도 부족하지 않다. 신입생의 눈에는 고등학교에서 맛보지 못한 자율성이 보장된 대학생활이 천국과 같다. 중간 중간 비어 있는 느슨하게 짜진 수업 시간표는 여유까지 갖게 한다. 고등학교 시절에는 가보지 못한 술집도 출입할 수가 있고, 수업에 빠져도 누가 질책하지도 않는다. 그렇다고 흥청망청 시간을 낭비한다면 성공적인 대학생활을 보낼 수가 없다. 자율이 보장된 만큼 철저하게 개인적인 목표를 세워 대학생활을 보내야 한다. 개인의 선호도에 따라 취미 활동을 즐기는 사람도 있고, 외국어 공부에 전념하는 사람도 있고, 한의학 공부를 보다 철저하게 하는 사람도 있다. 어느 것이 좋고, 어느 것이 나쁘다고 할 수는 없다. 무엇을 선택하든 후회하지 않는 대학생활을 하는 것이 중요하다.

목표했던 한의과 대학생활을 성공적으로 보내고, 훌륭한 한의사가 되기 위해서는 예과 과정을 어떻게 보내야 할까?

미리 보는 대학 생활,
한의학과 완정기

한의과 대학에 입학한 학생들이 예과 과정에서 느끼는 여러 가지 문제점 중에 하나는 한의학의 정체성에 관한 것이다. 고등학교 과정까지 배웠던 학문의 체계가 한의학과 충돌되는 경험을 많이 하게 된다. 한의학은 이제까지 공부했던 것과는 무관한, 음양(陰陽)이나, 오행(五行), 운기(運氣) 같은 생소한 용어들을 사용한다. 뿐만 아니라 이제까지 익숙한 분석적 사고방식 대신에 전체를 종합하고 귀납하는 동양적 사고방식을 강요하기 때문에 한의학이라는 학문에 적응하기가 어렵다. 그래서 고등학교를 매우 우수한 성적으로 졸업하고 한의과 대학에 입학하였지만, 한의학의 정체성에 적응하지 못하고 불행하게도 대학생활을 포기하는 경우도 가끔씩 있다. 그래서 예과 시절에는 동양철학과 한문 공부에 보다 관심을 갖는 것이 좋다.

한의학이라는 학문 자체가 동양의 전통적인 철학을 바탕으로 형성되었기 때문에 동양철학을 이해하는 것은 한의학을 이해하고 적응하는 데 많은 도움을 줄 것이다. 그리고 대부분의 학생들이 고등학교에서는 한자 공부를 하지 못했기 때문에 백지 상태에서 한자 공부를 시작한다. 한문은 한의과 대학 6년 동안 접할 한의학 원서들을 읽는 데 필수 도구이기 때문에 반드시 해결해야 한다. 한문 공부는 학교 수업시간만으로 부족하므로 각자가 노력을 기울여야 한다.

또한 영어와 중국어 같은 외국어 학습에도 관심을 가져야 한다. 한의학이라고 해서 영어가 필요하지 않은 게 아니다. 한의학은 이미 세계화되어 있기 때문에 영어를 잘하면 졸업 후에 진출할 분야가 그만큼 많아진다. 한의대를 졸업한 후 외국에 진출해서 활동하는 한의사들이 점점 증가하고 있으며, 세계보건기구(WHO)와 같은 국제기

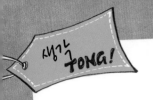

구에서 활동하는 한의사도 있다. 또한 국내에 거주하는 외국인이 증가함에 따라 외국인을 진료할 기회도 증가하고 있다. 본과에 올라가면 전공수업을 하기도 벅차므로, 영어 공부는 예과 시절에 하지 않으면 할 기회가 없다. 다행히 한의과 대학에 입학하는 학생들의 영어 성적은 대체로 우수해서 예과 시절에 조금만 더 시간을 투자하면 만족할만한 영어 수준에 도달할 수 있다. 고등학교 시절에는 영어를 매우 잘하였는데, 한의과 대학을 다니는 동안 완전히 손을 놓아 대학을 졸업할 때에는 막막해하는 학생들이 있는데 정말 애석한 일이다.

한의학은 중국의 중의학(中醫學)과 밀접한 관련이 있기 때문에 한의과 대학의 전공 관련 원서는 대부분 중국어로 되어 있다. 학교 수업이 아니더라도 중국의 한의학 관련 잡지나 논문을 보기 위해서는 중국어를 할 수 있어야 한다. 중국어의 중요성을 감안해서 교과과정에 중국어 과목이 있지만, 학교 수업시간만으로는 중국어를 습득하기가 어렵다. 개개인이 더 많은 시간을 투여해 공부해야 한다.

끝으로 졸업 후의 목표를 예과 시절에 세워두는 것이 좋다. 졸업에 임박하거나 졸업 후에 진로를 결정하는 경우가 많은데, 이것은 대학생활을 효율적으로 보내지 못한 결과다. 졸업 후에 공공기관에 취업을 할 것인지, 개원을 하여 진료를 할지, 학교에서 교수가 될지, 교수 중에서도 기초학 교수를 할지, 임상 교수를 할지 등을 미리 결정하여 거기에 맞추어 대학생활을 하여야 한다. 만일 교수를 하고 싶다면, 교수로서 필요한 어학이나 실험에 관한 공부를 더 열심히 해야 하고, 개원을 하고자 한다면 한의원 경영에도 관심을 가져야 하며, 진료의 특성화에 맞추어 준비할 필요가 있다. 그리고 단순히 목표를 세우는 것보다는 자기가 목표로 하고 있는 분야에서 성공한 사람을 롤모델로 삼아, 그 사람과 교분을 맺고 지도와 조언을 받는 것도 중요하다.

이렇게 예과 2년 동안 목표를 세워 의미 있는 시간을 보낸다면, 한의과 대학 생활을 성공적으로 보낼 수 있을 뿐만 아니라, 졸업하여 한의사가 된 후에도 튼튼한 기초를 바탕으로 어려움을 이겨나갈 수 있다.

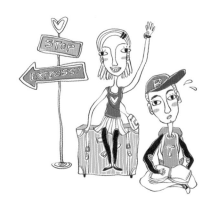

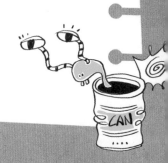

대학생활의 한 축을 이루는 동아리 활동

대학생활에서 동아리 활동은 정규 수업 못지않게 중요하다. 정규 수업에서 배우지 못하는 것을 동아리 활동에서 배울 수 있다. 특히 한의과 대학의 학생들은 졸업 후에도 같은 분야에서 활동하기 때문에 대학 시절의 동아리 활동은 다양한 경험을 할 수 있는 기회를 제공한다. 그러므로 동아리 활동을 통해 선후배의 인간관계를 돈독히 하고, 각자가 추구하는 목표를 달성함으로써 대학생활을 의미 있게 보낼 수 있어야 한다.

한의과 대학에서 활동하고 있는 동아리는 크게 봉사동아리, 학술동아리, 취미동아리로 구분할 수 있다.

봉사정신의 실현, 봉사동아리

인술을 실천하고자 하는 한의학도에게 봉사정신은 필수 사항이다. 국어사전에서는 봉사(奉仕)를 '국가나 사회 또는 남을 위하여 자신을 돌

보지 아니하고 힘을 바쳐 애쓰는 것'이라고 정의하고 있다. 요즘에는 봉사 활동에 대한 인식이 높아져 초등학교 때부터 생활화되어 있다. 봉사 활동을 통해, 국가와 사회의 구성원으로서 역할을 실천하고, 자기희생을 통해 남을 배려하는 마음을 갖게 된다.

한의과 대학의 봉사동아리에서는 무의촌 등 의료 활동을 기다리는 지역에서 한방 의료 봉사를 하는 경우가 많다. 이제는 우리의 경제 수준이 높아지고 의료 보장제도가 좋아져서 봉사 활동을 기다리는 곳이 많은 편이 아니지만, 아직도 사회 곳곳에는 한방 의료 봉사를 기다리는 곳이 적지 않다. 봉사 활동은 주로 주말과 여름 방학 등을 이용하여 정기적으로 이루어진다. 한방 의료 봉사는 주로 침술을 중심으로 하는데 농어촌이나 도시 서민층의 노인들에게 많이 발생하는 관절염 등 신경통 치료에 효과가 좋기 때문에 인기가 높다.

봉사를 하기 위해서는 공부도 많이 해서 철저하게 준비해야 하기 때문에 때로는 힘들게 느껴진다. 하지만 봉사를 하면서 배우게 되는 학문적 지식 이외에도 사람들과 함께 호흡하며 의료인의 마음가짐을 다질 수 있다.

교수님과 선배와 함께하는 과외 활동, 학술동아리

한의학은 여러 기초학문을 바탕으로 임상을 하는 복잡한 응용과학이다. 많은 분야를 공부해야 하기 때문에, 한의대의 수업시간은 무척 많다. 여러 과목을 통해 많은 학문을 배우다 보면 어느 한 분야를 더욱 전문적으로 공부해야 할 경우가 많이 있다. 그러나 학교 정규 수업만으로는 해결하기 힘든 부분이 많기 때문에 학술동아리가 이런 부분을 해소해 준다.

한의과 대학에서 수업하는 〈본초학〉은 한약재를 감별하고, 효능을 공부해서 임상에 활용하는 방법을 배우는 매우 중요한 과목이다. 그러나 수업시간이 한정되어 있어 한약재를 충분히 공부하기 어렵다. 이런 부족한 점을 보충하기 위해, 모든 한의과 대학에는 본초동아리가 활동하고 있다. 본초동아리는 학교 내에 있는 약초원을 관리하거나 주기적으로 약초 채집을 나가 약초의 형태나 생장 환경을 공부한다. 약초의 형태나 생장 환경을 공부하는 것은 하루 이틀에 이루어지지 않으며, 혼자서는 공부하기가 힘들므로 동아리 활동이 반드시 필요하다. 약초에 대해 전문 지식을 갖고 있는 교수님이나 선배들과 함께 약초 채집을 하면 약초를 감별하는 방법을 쉽게 터득할 수 있다. 본초동아리 외에도, 기공(氣功)을 연마하는 동아리, 원전을 심도 있게 공부하는 고전독서동아리 등도 모두 혼자서 해결하기 힘든 학술 활동을 위한 동아리들이다. 햇살 좋은 날 앞마당에서 체조를 하듯 팔다리를 가누며 기공을 연마하는 모습은 한의대가 아니면 쉽게 보기 힘든 모습이다.

다양한 취미 활동 공유, 취미동아리

한의대생이라고 해서 특별한 취미를 가지고 있지는 않다. 다른 학과의 동아리와 비슷하다. 그러나 평소 수시로 시험을 치루고 수업이 늦게까지 있어 학교 전체의 동아리에 가입하여 활동하기가 쉽지 않다. 그래서 생활 흐름이 비슷한 한의대 학우끼리 취미 활동을 공유하는 경우가 많다. 취미 활동은 다양하다. 축구, 농구, 족구 등 스포츠 활동을 위한 동아리가 있고, 노래패 등 음악 활동을 위한 동아리, 사진촬영, 등산 등을 위한 레저 동아리 등이 활발하게 활동하고 있다.

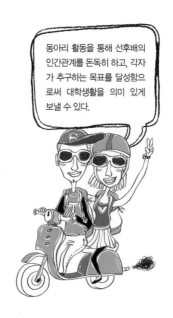

동아리 활동을 통해 선후배의 인간관계를 돈독히 하고, 각자가 추구하는 목표를 달성함으로써 대학생활을 의미 있게 보낼 수 있다.

병을 치료해 주는 약재들

고온다습한 계절의 영양식 율무

율무의 종자는 의이인(薏苡仁)이라 하여 한약재로 많이 사용될 뿐만 아니라 쌀과 보리와 같은 곡식으로도 사용된다. 율무의 원산지는 말레이시아 반도와 인도 지방으로 알려져 있다. 원래 중국에서는 의이인 약재로 율무와 비슷하지만 율무보다 낱알이 적게 달려 생산성이 떨어지는 염주라는 식물을 사용하고 있었다.

염주는 말 그대로 그 종자를 염주처럼 사용하였기 때문에 붙여진 이름이다. 그러다 후한 광무제 시대에 변경을 정벌하는 과정에서 율무가 중국에 전래되었다고 한다.

광무제는 교지(交趾) 즉 지금의 베트남 지방을 정벌하기 위해 마원(馬援)이라는 장군을 파견하는데, 마원의 군대는 덥고 습한 베트남 지역에서 처음에는 고전을 면하지 못했다.

그러나 베트남 지역에 많이 자라고 있는 율무를 양식으로 한 이후 군사들이 역병에도 걸리지 않고 전투력이 증가하여 승리할 수 있었다고 한다. 당연히 마원의 부대는 중국으로 귀국할 때 율무의 종자를 수레 가득 싣고 귀국하였는데, 이것이 율무가 중국에 전래된 시초라고 한다.

무더운 여름철에는 고온으로 체열이 올라가기 쉽고, 습기가 많아 체의 기혈 소통이 잘 안 되고, 수분이 체내에 정체하기가 쉽다. 그러므로 여름철에는 습한 곳에서 생활하는 사람들에게 신경통이 생기기 쉽고, 차가운 음식물을 과식하여 설사가 생기기 쉬우며, 체내의 수분대사가 잘 안 되어

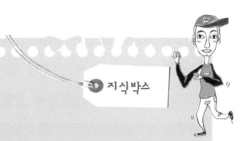
각기병과 부종 같은 질환에 걸리기 쉽다. 이처럼 무더운 여름철에 생기기 쉬운 증상에 율무쌀은 매우 좋은 치료 효과가 있다.

율무쌀은 성질이 서늘하고 이뇨작용이 있기 때문에 체내에 축적된 열을 내려주고 습기를 말려주는 효능이 있다. 율무쌀의 이러한 효능을 감안하면 마원의 군대가 무더운 베트남에서 체력을 유지하여 승리할 수 있었던 것은 당연한 일이라고 생각된다.

그러므로 고온다습한 여름철에는 건강식으로 단순한 쌀밥보다는 쌀밥과 율무쌀의 혼식이 바람직하다고 생각된다. 현재 시중에 유통되고 있는 율무쌀은 도정이 매우 잘된 백미율무인데, 율무쌀도 백미와 같이 너무 도정하면 효능이 적어지므로 약용으로 할 때에는 겉의 딱딱한 껍질만을 벗긴 현미 율무를 먹는 것이 건강에 더 바람직하다.

현미쌀은 백미쌀에 비하여 소화 흡수가 안 되는 것으로 알려져 있는데, 율무쌀의 경우는 율무쌀을 도정할 때 벗겨내는 분겨가 오히려 소화불량에 좋다고 한다. 민간에서는 예부터 어린아이가 소화불량에 걸렸을 때 율무쌀의 분겨와 보릿가루를 섞어 달여 마시게 하였다.

율무쌀은 체질과 관계없이 누구나 복용할 수 있지만 굳이 체질을 따지자면 몸이 뚱뚱하고 습기가 많은 태음인(太陰人)에게 더 알맞은 약재라고 할 수 있다.

율무쌀은 작용이 부드럽기 때문에 달여 먹을 때는 하루 30g 정도를 먹어야 한다. 우리나라에는 경기도 연천 지방이 율무의 주산지인데, 연천군에는 율무 막걸리가 생산되고 있다. 율무 막걸리를 매일 조금씩 계속 복용하면 각기병과 신경통에 좋다.

사스와 국화차

지난 2002년 말부터 홍콩과 중국 광동지역에서 발생한 중증급성호흡기
증후군(SARS)이 전 세계적으로 퍼져 공포감을 주고 있다. 사스 감염자는
38℃ 이상의 고열이나 기침, 호흡곤란 증세를 중심으로 두통, 근육통, 식
욕부진, 피로감, 발진, 설사 등의 증상이 나타난다.

감염자의 90%는 일주일 내에 회복되기도 하지만 노인이나, 만성질환환
자 등 허약자는 빠른 시간 안에 폐렴 등 중증으로 진전되어 사망에 이르
는 심각한 질환이다.

뚜렷한 치료수단이 없으니 사스에 대한 공포감이 커질 수밖에 없다. 설령
치료가 된다 해도 예방만큼 좋은 것은 없다. 사스를 예방하기 위해서는
감염자와 접촉하지 않는 것이 상책이지만, 누가 감염자인지 알 수가 없는
상황에서 뾰족한 방법이 될 수 없다.

한의학에는 부정거사(扶正祛邪)라 하여 몸의 정기(正氣)가 강하면 사기(邪
氣)는 저절로 없어진다는 이론이 있다. 그저 몸의 면역력을 높이는 것이
상책이므로, 과로를 피하고 충분한 휴식을 취하며, 무절제한 활동을 삼가
고 규칙적인 생활을 하여야 한다. 몸이 약하다고 생각되는 사람들은 식생
활에 주의를 기울이고, 보약(補藥)을 먹어두는 것도 좋은 방법일 것이다.

우리나라는 중국과 왕래가 많은 편인데도 불구하고 다행히 사스 환자가
발생하지 않고 있다. 우리 민족이 김치와 마늘을 먹기 때문에 면역력이
강한 것이라는 주장도 제기되지만 확인할 길은 없다. 그런데도 실제로 중
국에서는 한국산 김치 판매량이 급증하고 있다. 어쨌든 우리로서는 다행
이라는 생각이 든다.

미리 보는 대학 생활,
한의학과 원정기

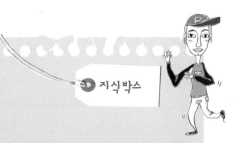

홍콩에서는 사스 치료약으로 판람근(板藍根)과 관중(貫衆)이 인기를 끌고 있고, 예방약으로는 국화(菊花)가 인기를 끌고 있다고 한다. 판람근, 관중, 국화 모두 예부터 한의학에서 많이 사용하고 있는 약재들이다.

특히 국화는 사스 발생 이전부터 그 특유의 향과 효능 때문에 중국 사람들이 평소 약차(藥茶)로 즐겨 마셔왔다. 중국 북경이나 홍콩 등지의 약전 골목을 여행한 사람들은 전시대에 형형색색의 국화가 즐비하게 놓여있는 것을 쉽게 목격하였을 것이다.

국화는 품종이 많은데 약용으로는 감국(甘菊)이라 하여 꽃의 크기가 작은 것이 좋다. 감국은 우리나라 각지의 산지에서 쉽게 볼 수 있다.

키는 30~60cm 정도이며, 가을에 지름 2~2.5cm 정도의 작고 노란색의 꽃이 핀다. 보통 재배하는 국화꽃의 지름이 10cm 내외인 것에 비하면 꽃의 크기가 몹시 작다. 감국은 국화차, 국화주, 국화전 등 여러 가지 요리를 해먹을 수 있기 때문에 요리국(料理菊)이라고 불리기도 한다.

사스의 주요 증상이 고열과 두통, 기침, 근육통 등이므로 감국의 효능과 일치한다고 볼 수 있다. 국화꽃 향기도 음미해볼 겸 사스 예방을 위해 평소 국화차를 만들어 복용하면 좋을 듯하다. 사스 예방이 아니더라도 한의학에는 두한족열(頭寒足熱), 두무냉통(頭無冷痛)이라 하여 머리는 항상 서늘하여야 병이 없다고 하였으므로, 국화차를 마셔 머리를 상쾌하게 하는 것은 건강 유지에 도움이 되는 방법이라 하겠다.

※ 이 글은 교수님께서 〈건강 다이제스트〉에 연재하셨던 글입니다.

교수님이 추천하는
한의학도가 읽어야 할 기본 서적들

〈우주 변화의 원리〉 한동석 지음 | 대원출판

'음양오행의 원리'를 부제로 하고 있다. 음양오행이라는 철학을 여러 동양 고전들을 인용하여 설명하였으며, 나아가 변화하는 사물의 본질 속에 내재한 변화 법칙을 통해 음양오행 원리를 아주 상세히 서술한 책이다. 교수님들이 신입생들에게 많이 권하는 책이지만, 고학년 재학생들도 어려워하는 책이다. '이 책을 완벽히 이해하는 순간 한의사가 된다.'라는 농담까지 있을 정도다. 그만큼 읽기에 어려운 책이지만 읽고 이해한다면 많은 도움을 얻을 수 있다.

〈통속한의학원론〉 조헌영 지음 | 학원사

현대 한의학의 원로 선각자이신 조헌영 선생께서 1934년 저술하였다. 우리나라 제헌 국회의원이었던 조헌영 선생은 한의사제도를 만드는 데 크나큰 공헌을 하였는데, 불행히도 한국전쟁 때 북한군에 의해 납북되었다. 책 제목에 드러나 있듯이 한의학의 전반적인 내용을 다룬 책이다. 책 두께는 비교적 얇은 편이지만 한의학을 처음 접하는 사람들이 한의학을 이해할 수 있도록 내용이 쉽게 기술되어 있다. 예과 1학년 때 한의학개론 수업을 듣기 전에 읽어보면 도움이 되는 책이다.

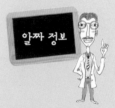
〈음양이 뭐지?〉〈오행은 뭘까?〉〈음양오행으로 가는 길〉 어윤형, 전창선 지음 | 세기판

이 세 권은 시리즈로 구성되어 있는 책이다. 처음 한의대에 입학해서 음양오행(陰陽五行)이라는 새로운 사상을 접하고 고민을 했던 한의사들이 쓴책이다. 막 입학한, 혹은 입학하기 전의 신입생들이 읽기에 적절한 책이다. 시리즈가 계속되면서 책 내용이 조금씩 어려워지는 면이 있지만, 첫 번째 권인 〈음양이 뭐지?〉부터 천천히 읽어나가다 보면 음양오행에 대한 이해뿐 아니라 한의학에 대한 이해도 조금씩 쌓이게 된다.

〈한의학특강〉 박찬국 지음 | 집문당

한의학을 구성하는 이론 개념에 대한 설명과 일상생활과 관련한 한의학적 내용을 쉽게 소개한 책이다. 이론서적과 교양서적의 성격을 모두 가지고 있는 책으로, 한의학의 기본 이론을 쉽게 풀어 썼으며 흔히 아는 질병이나 건강 상식에 대해 한의학적 해석을 곁들였다. 또한 일상생활에서 겪는 많은 문제와 일부 사회적 현상들을 간단한 주제로 만들어 설명하는 것이 재미있다. 이 책을 통해서 한의학을 몸소 실천하고 있는 한의사의 한의학에 대한 이해와, 그런 이해 속에서 가질 수 있는 사고의 틀을 일상생활에 적용하는 모습, 사회 현상을 바라보는 관점 등을 엿봄으로써 예과생들은 간접 체험의 기회를 얻을 수 있다.

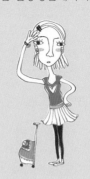

〈닥터 노먼 베쑨〉 테드 알렌, 시드니 고든 지음 | 실천문학사

이 책은 세계를 감동시킨 휴머니스트 의사 노먼 베쑨의 전기다. 그는 탁월한 흉부외과 의사이자 보건의료운동가로서, 스페인의 반파쇼 투쟁, 중국의 신민주주의 혁명과 항일투쟁의 최전선에서 몸 바쳐 싸웠던 혁명가이기도 하다. 그를 만남으로써 우리는 보건의료인이 본받아야 할 참모습을 생각할 수 있을 것이다. 의사는 단지 개인의 질병뿐만 아니라 사회의 전체적인 모순을 치료하는, 즉 소의(小醫)가 아닌 대의(大醫)가 되어야 한다는 내용을 담고 있다. 이 책은 의료 윤리에 대해 생각해 보게 하기 때문에 예과 2학년 이상의 학년에서 읽어보면 좋겠다.

〈나는 고백한다 현대의학을〉 아툴 가완디 지음 | 소소

이 책은 매일매일 환자들을 보면서 부딪치고 목격했던 의료 현장에 대한 기록으로 현대의학의 '불확실성'에 대해 이야기한다. 총 3부에 걸쳐 생생한 사례를 통해 의학이 얼마나 불확실한 것인지, 또 의사는 그 불확실성 때문에 얼마나 고뇌하는지를 보여준다. 결과적으로 환자와 의사 관계를 더욱 가깝게 하는 데 기여하고 있다.

〈면역혁명〉 아보 도오루 지음 | 부광

이 책은 의료 행위가 의미 없는 것임을 보여주고, 건강은 면역 체계의 조절로 지킬 수 있다고 이야기한다. 서양의학에서 진행되는 처방의 위험을 경고하는 동시에, 제약회사에서 만드는 약을 될 수 있으면 복용하지 말라

미리 보는 대학 생활,
한의학과 원정기

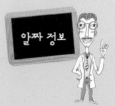
고 주장하고 있다. 이 책의 저자인 일본인 의사는 서양의학에서 처방하는
약의 맹점을 발견하고 그 부분을 침 치료로 해결하고자 한다. 때문에 약
리학과 침구경혈학을 배운 본과 이상의 학년에서 읽으면 많은 생각을 할
수 있도록 도와준다.

〈하룻밤에 읽는 중국사〉 미야자키 마사카츠 지음 | 중앙 M&B

지루한 산문체가 아니라 많은 표와 그림을 통해서 읽기 쉽게 만든 책이
다. 저자가 일본인이기 때문에 중국사를 조명하는 입장에서 조금 차이가
있다는 점은 감안해야 한다. 심오한 내용보다는 간략한 중국사를 가볍게
접해볼 수 있는 책이다.

〈논어(論語)〉 〈맹자(孟子)〉 〈대학(大學)〉 〈중용(中庸)〉

꼭 한의대생이 아니더라도 사서는 한 번쯤 읽어보아야 한다. 그중 가장
쉽게 읽을 수 있는 책이 〈대학〉이다. 〈대학〉은 유학의 입문서로, 독해하
는 데 그리 힘이 들지 않는다. 다음에는 〈맹자〉와 〈논어〉를 읽어볼 것을
권한다. 〈맹자〉는 한문 시간의 교재로 사용되기도 한다. 혼자 공부하기
쉽지 않으므로 선배들과 스터디를 하거나 방학을 이용해서 서당을 다니
는 것도 좋은 방법이 될 수 있다.

〈도덕경(道德經)〉 〈장자(莊子)〉

노자와 장자의 책으로 도교의 사상을 설명한 책이다. 출판사별로 여러 종

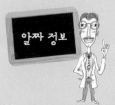

류가 있으니 쉬운 책을 보기 바란다. 호접몽(蝴蝶夢)으로 대표되는 인식론과 무용(無用)의 용(用)을 강조한 인생론, 무위의 치를 주장한 정치론 등 도교의 기본적인 사상과 자연을 바라보는 소박한 시각을 주의 깊게 살펴보아야 한다. 도교의 도(道) 사상과 한의학의 고대 자연관이 가지는 공통점을 이해하고, 한의학 전반에 끼친 영향을 살펴보아야 한다.

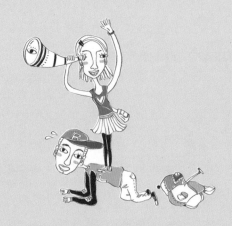

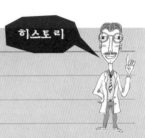

인물로 보는 한의학의 역사

편작(扁鵲)

편작은 중국의 전국시대에 활동한 의사다. 본명은 진월인이며, 지금의 하북성에서 살았다. 임상에 뛰어나 편작에 관련된 이야기가 많이 전래되고 있다. 〈사기(史記)〉에 의하면 다 죽어가는 괵나라 태자를 살려내어 죽은 사람도 살려낸다는 명성을 얻었다고 한다. 고등학교 교재에도 실려 있는 조침문(弔針文)에 편작이라는 이름이 나온다. 조침문은 아끼는 바늘을 부러뜨리고 애도하는 글인데, 편작이 온다고 해도 바늘을 살려 낼 수 없음을 안타까워하는 내용이 있을 만큼 편작은 우리나라나 중국에서 명의의 대명사로 불리고 있다. 그러나 편작에 관련된 이야기가 무려 BC 7세기부터 BC 3세기까지 미치고 있는 것으로 보아, 이러한 이야기는 여러 이름난 의사의 일화가 모두 편작에게 흡수되어 생긴 전설이라 생각된다.

편작의 의사로서의 역할은 서양의학에서 히포크라테스에 견줄 수 있다. 둘은 활동했던 시기도 비슷하지만, 기존의 무당(巫堂)을 신뢰하던 치료방법을 타파하고 실제적이고 경험적인 치료방법을 강조하여, 무당에서 의사를 분리 확립한 점 또한 비슷하다. 저서로는 〈편작외경〉과 〈편작내경〉이 있다고 하는데, 지금은 전해지지 않는다.

장기(張機)

장기는 동한(AD22~220) 시대의 뛰어난 의사다. 지금의 하남성 사람으로 자는 중경(仲景)이다. 그는 '옛 교훈을 구하고, 퍼져있는 처방을 널리 채집한다' 는 근구고훈(勤求古訓)의 정신으로 〈황제내경〉등 고전 이론에 의거하여 당시에 사용되던 전염병 치료방법을 체계화해 〈상한잡병론〉을 저술하였다.

〈상한잡병론〉은 〈황제내경〉과 함께 한의학 최고의 경전으로 평가받으며, 오늘날 〈상한론〉과 〈금궤요략〉이라는 책으로 널리 읽히고 있다. 그가 만든 치료 원칙과 방법은 한의학 발전에 큰 영향을 미쳤으며, 지금도 한의학에서 매우 중시하고 있다.

화타(華佗)

화타는 중국 동한 말기에 활동한 뛰어난 외과 의사다. 지금의 안휘성 사람으로 삼국지에 관우를 치료하는 모습이 나온다. 관우가 팔에 독화살을 맞았는데, 화타가 뼈를 갉아 치료하였다는 내용이다. 조조가 그를 불러 병을 치료해 주기를 강요했지만 거절하였기 때문에, 조조에게 미움을 사 죽임을 당한다.

경전에 해박하고 신체 단련과 섭생 방법에 조예가 깊었으며, 외과 수술에 뛰

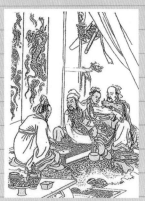

화타 삼국지에 나온 화타가 관우를 치료하는 모습이다.

미리 보는 대학 생활,
한의학과 원정기

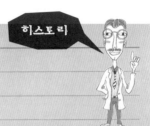

어났다. 당시로서는 시행하기 어려웠던 외과 수술 치료방법을 제창하여, 독말풀에 초오(草烏) 등을 배합하여 만든 마취제인 마비산(麻沸散)을 만들었다. 위장에 적체가 있는 환자를 마비산으로 마취시킨 후, 배를 가르고 뱃속의 종기를 도려내고 수술했다는 기록이 있다.

또한 신체 단련을 통한 체질 증강과 질병의 예방을 주장하였다. 그는 신체 단련 방법으로 호랑이, 사슴, 곰, 원숭이, 새 등 다섯 가지의 동물의 동작을 모방하여 신체를 단련하는 오금희(五禽戱)라는 단련 방법을 제창하였다.

이시진(李時珍)

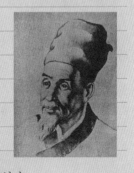

이시진은 중국 명나라 때의 뛰어난 의약학자다. 지금의 호북성 사람으로 1518년에 태어나 1593년에 사망하였다. 그는 약물학 연구에 평생을 바쳤다. 일찍이 역대의 의학서적 800여종을 광범위하게 참고하고, 스스로 산에 가서 약초를 채집하였으며, 민간에 들어가 농민, 어부, 사냥꾼 등 약초를 아는 사람은 누구든지 가르침을 청해 약물의 효능과 쓰임을 알아내었다.

그는 생물학, 화학, 지질학, 광물학 등 다방면에 조예가 깊었으며, 평생의 연구 결과를 가지고 1590년 〈본초강목〉을 저술하였다. 〈본초강목〉에는 1,892종의 약물이 수록되어 있으며, 이는 명나라 이전의 약물학에 대한 지식을 총결한 것으로 평가받고 있다. 〈본초강목〉은 우리나라를 비롯하여 세계 각국에 전래되었는데, 1659년 폴란드의 보임이 식물 부분을 라틴어로 번역하여 유럽에 전한 이후, 영어, 불어, 독일어 등 각 국 언어로 번역되어 있으며 서양에서도 높은 평가를 받고 있다.

허준(許浚)

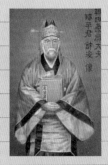

허준의 호는 구암(龜岩)이며 1546년 경기도 양천 (지금의 서울 강서구 가양동)에서 태어나, 1615년 에 70세의 나이로 세상을 떠났다. 할아버지는 경상 우수사, 아버지는 용천부사를 지내는 등 양 반의 후예였으나 서자이기 때문에 과거에 응시 할 수 없었기 때문에 그는 의학을 공부하여 의관 으로 진출하였다.

1575년(선조7년) 왕을 비롯한 궁중의 왕족과 대신의 치료를 담당하던 국가 의료기관인 내의원에서 근무하기 시작하였으며, 뛰어난 의술로 많은 공적을 세워 서자 출신임에도 불구하고 1607년에는 의관 출신으로는 가장 높은 종일품의 지위인 숭록대부(崇祿大夫)에 봉해졌으며, 사후에는 정일품의 지위인 보국숭록대부에 추증되어 우리나라 의관으로는 최고의 지위에 올랐다.

허준은 선조의 명령으로 당대 최고의 명의로서 의학 서적 저술에 착수하였다. 궁중에 있던 의학서적 500여 권을 참고하여 십 수 년의 작업 끝에 1610년(광해군 2년)에 〈동의보감〉을 완성하였다. 〈동의보감〉은 우리 한의학의 발전에 큰 영향을 미쳤으며, 오늘날까지 한의학 임상에 필

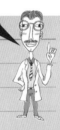

수적인 서적이 되고 있다.

〈동의보감〉은 기존의 의학 서적과는 달리 오늘날의 질병 분류 체계와 비슷한 과학적인 편집체계를 갖추고 있으며, 또한 기존 의학서적에 있던 관념론적인 이론을 배격하고 치료 경험을 바탕으로 한 실용성을 중요시하였기 때문에 임상에서 뛰어난 평가를 받을 수 있었다.

〈동의보감〉이 저술됨으로써 우리 의학은 하나의 중국 의학과는 구별되는 독립된 의학으로 우뚝 솟을 수 있게 되었다. 허준은 우리나라뿐만 아니라 중국과 일본에서도 동양의 의성(醫聖)으로 추앙받고 있다. 허준의 숨결이 있는 서울 강서구 가양동에는 허준을 기리는 구암공원이 있으며, 이곳에는 한의학의 중심인 대한한의사협회가 있어 그 뜻을 이어받고 있다.

이제마(李濟馬)

이제마는 조선 후기의 의학자로 호는 동무(東武)이며, 1838년(헌종 4년) 함경남도 함흥에서 태어나 1900년(광무 4년)에 세상을 떠났다. 어머니가 그를 임신하였을 때 제주도에서 좋은 말 한 필을 얻는 꿈을 꾸었기 때문에 이름을 제마(濟馬)라고 하였다고 한다.

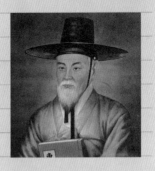

1892년 진해 현감이 되었으나, 다음해 사직하고 한양에 올라와 저술과 학문 연구에 전념하였다. 이때 〈동의수세보원〉을 저술하여 사상의학(四

象醫學)을 제창하였다. 그는 사람마다 기질과 성품에 차이가 있으며 그러한 차이 때문에 질병도 다르다고 생각하였다. 당시까지 한의학의 바탕이 되는 기존 이론과는 달리, 주역(周易)의 태극설(太極說)인 태양(太陽), 소양(少陽), 태음(太陰), 소음(少陰)의 사상(四象)을 인체에 적용하여, 사람을 네 가지 체질로 나누고 그에 적합한 병리와 병증을 찾아내고 치료방법을 확립하였다. 즉 질병을 치료하는 데 있어서 병의 증후보다는 사람의 체질에 중점을 두어, 같은 질병이라도 처방을 같이 해서는 안 된다고 하였다.

사상의학은 평소 건강을 관리할 때는 물론 암과 같은 큰 질환에 걸렸을 때 체질에 알맞은 음식과 약물로 섭생과 치료를 하는 이론을 제시한 것으로 의학적인 의의가 매우 크다.

미리 보는 대학 생활,
한의학과 원정기

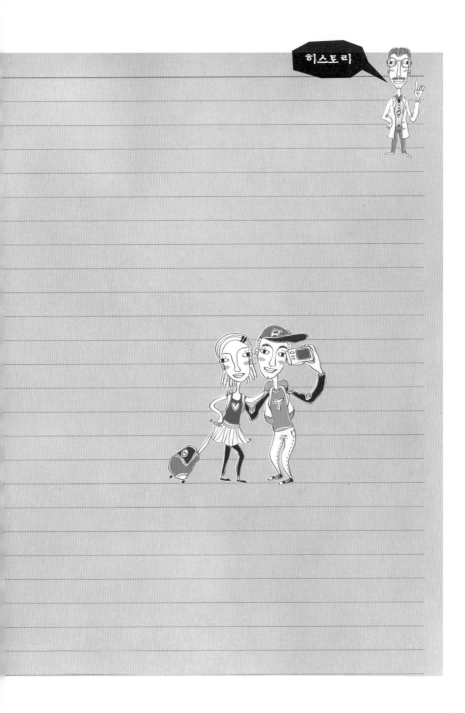

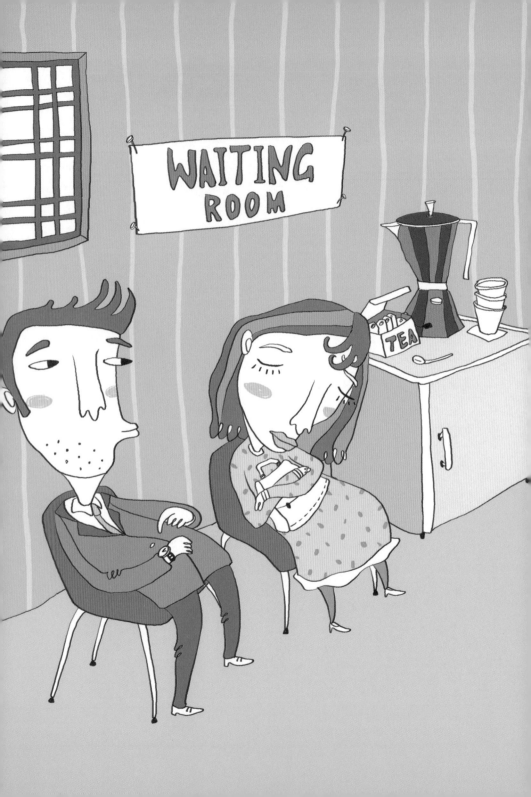

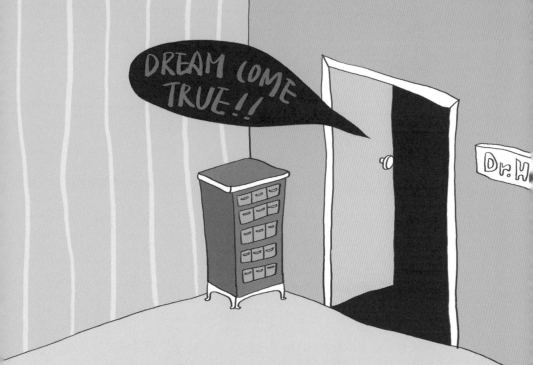

한의학, 의술을 향해 열정을 쏘다!

질병의 원인을 밝혀라!

정기(正氣)와 사기(邪氣)의 투쟁 과정

한의학에서는 인체의 건강과 질병상태를 정기와 사기의 끊임없는 투쟁 과정으로 인식하고 있다. 정기란 오장(五臟)으로 대표되는 장부와 12경락(經絡)에서 일어나는 정상적인 기능 활동으로 질병과의 투쟁 능력을 말한다. 사기란 이러한 기능 계통을 문란하게 하는 내적 또는 외적으로 발생하는 여러 환경 인자를 말한다.

"정기가 체내에 잘 보존되어 있으면 사기가 침입하지 못한다." 또는 "사기가 인체에 침입하였다는 것은 이미 정기가 훼손된 상태다."라는 말처럼, 건강 상태는 정기가 잘 보존되어 있어 사기를 물리칠 수 있는 상태며, 질병 상태는 정기가 훼손되어 사기를 방어할 수 없는 상태인 것이다.

서양의학에 비하여 한의학에서는 질병의 원인을 외적인 발병인자보다, 인체의 생활 능력과 질병에 대한 저항 능력을 의미하는 정기를 중시하고 있다. 정기의 상태를 질병의 발생을 결정하는 중요한 원인으로 보고 있으며, 치료 방법 또한 대부분 정기의 배양과 보존을 목표로 하고 있다.

질병의 세 가지 원인을 찾아라!

송(宋)대 의서인 〈삼인극일병증방론(三因極一病證方論)〉에서는 질병의 원인을 외인(外因), 내인(內因), 불내외인(不內外因) 셋으로 나누어 설명하고 있다. 외인이란 자연 기후의 비정상 상태의 영향이며, 내인은 정신적 요인이고, 불내외인은 음식이나 생활의 불규칙 혹은 외상 등에 의한 요인을 말한다. 자, 이제부터 질병의 원인에 대해 자세히 알아보자.

① 외인(外因), 정상적인 범위를 벗어난 육기(六氣)

우리가 살고 있는 환경, 즉 자연의 기후는 변화한다. 그 변화되는 기후 현상을 한의학에서는 풍(風), 한(寒), 서(暑), 습(濕), 조(燥), 화(火)의 여섯 가지로 분류하였는데, 이를 육기(六氣)라고 부른다. 적정한 온도와 습도는 우리를 쾌적하게 하므로 질병을 일으키지 않는다.

그러나 이 육기가 정상적인 범위를 벗어나 너무 춥다든지 덥게 되면 우리 인체에 손상을 입히게 되는데, 이를 육음(六淫)이라고 표현한다. '음(淫)'은 과도하다, 지나치다, 방탕하다는 뜻을 가지고 있어 나쁜 기운, 즉 사기가 된다. 이 여섯 가지의 사기는 혼자서 침입하는 경우도 있고, 풍한(風寒) 혹은 풍한습(風寒濕)처럼 둘 또는 셋이서 결합하여 침입하는 경우도 있다.

육기에 대해서 살펴보자. 풍은 봄의 주기(主氣)로 춘풍추우(春風秋雨)라는 말처럼 봄에 풍병(風病)이 제일 많이 생긴다. 풍은 모든 병의 근본이라고 했듯이 변화도 다양하고 그 증상도 복잡하다. 대체로 기침, 두통, 코막힘, 콧물, 재채기, 땀, 오한(惡寒), 발열 등의 증상이 나타난다. 이처럼 외부의 풍사(風邪)에 의한 외풍(外風)이 있는 반면 고혈압이나 뇌출혈로 졸도하거나 어린아이들이 경련을 일으키는 것과 같은 내풍(內風)도 있다.

한은 겨울의 주기로 혹한(酷寒)으로 추위에 노출되기 쉬운 겨울에는 한병(寒病)이 제일 많다. 추위에 손상이 되면 오한, 발열, 두통, 관절통 등의 증상이 나타난다. 한은 음사(陰邪)이므로 양기(陽氣)를 잘 손상시키고, 통증을 유발하는 작용이 크다.

서는 여름의 주기로 양서(陽暑)와 음서(陰暑)로 나뉜다. 양서는 무더위 속에서 노동을 심하게 하다가 병에 걸린 일사병과 같은 것이며, 음서는 무더위 속에서 차가운 음식을 잘못 먹어 걸린 병이다. 대체로 서병(暑病)은 두통, 갈증, 발열 등의 증상이 나타난다.

습은 장마철의 주기로 장마철에 잘 생기는 것이 습병(濕病)이다. 보통 물속에서 장기간 작업하거나 습한 곳에서 장기간 기거하면 잘 생긴다. 습병은 머리가 무겁고, 코가 막히며, 얼굴이 누렇게 되면서 숨이 찬 증상이 나타난다. 습병이 하체에 나타나면 발가락이 붓고 소변 배출이

한의학, 의술을 향해
열정을 쏘다!

곤란한 증상이 나타난다.

조는 가을철의 주기로 비가 내리지 않아 오래 가물거나 가을 햇살이 너무 강하면 조병(燥病)이 생기기 쉽다. 조병은 두통, 오한, 해수, 코막힘 등의 증상이 나타난다. 또한 혈(血)이나 진액(津液)이 부족하면 피부가 까칠해지면서 입이 마르고 대변보기가 어려워지는 경우도 있다.

화는 열(熱)이 한층 더 심해져서 이루어진다. 그 성질이 불같기 때문에 병의 피해도 강렬하여 내부 장기를 태우고 진액을 소모시킨다. 화에 손상되면 가슴이 답답하거나, 구갈, 인후통, 안구충혈 등의 증상이 나타난다. 입술이 타면서 인사불성이 되거나 헛소리를 하는 경우도 있다.

② 내인, 근심 · 노여움 등의 감정

내인은 정신적 요인이다. 한의학에서 정신이란 신(神)으로 명명되는데, 신은 모든 생명 활동 현상을 일컫는 것으로 생명 활동 전체를 지배하는 최고급 영역이다. 신이 충실하면 신체가 강건하고 신이 쇠약하면 신체 또한 약해진다.

정신 활동의 구체적인 표현은 희(喜), 노(怒), 우(憂), 사(思), 비(悲), 공(恐), 경(驚)이라는 일곱 가지의 구체적인 변화로 나타난다.

희란 기쁨이다. 기쁘면 기가 너그럽게 되며 순환이 순조롭게 된다. 그러나 지나친 기쁨은 심기(心氣)가 소모될 수 있다.

노는 노여움이다. 노여워하면 기가 평정을 잃고, 거꾸로 치솟아 오른다. 노여워하면 혈액을 상하게 하고, 혈액이 소모되면, 간화(肝火)가 치솟아 심하면 출혈이 일어나기도 한다.

우는 근심이며, 감정이 침울한 상태다. 근심하면 기가 울체되므로 순환하지 못하고, 폐장(肺臟)을 손상시킨다. 사는 생각으로 정신의 집중을 표현한 것이다. 만약 생각이 지나치면 정신은 일정한 영향을 받아 점점 착란에 빠지게 된다. 또한 비장(脾臟)을 손상하게 된다.

비는 슬퍼하고 번뇌하며 고통스러워하는 것이다. 슬픔이 지나치면 위쪽의 기가 순환되지 못하여 폐장(肺臟)을 손상하게 된다.

공은 공포다. 정신이 극도로 긴장함에 따라 일어나며 신장(腎臟)을 손상시킨다. 경은 놀람이다. 정신에 돌연한 긴장이 일어남을 말한다. 무서움은 스스로 아는 것이지만 놀람은 자신도 몰랐던 것이어서 놀라면 기(氣)의 순환이 일시에 돌발적으로 문란해진다.

③ 불내외인(不內外因), 음식과 생활의 불균형

불내외인(不內外因)은 음식이나 생활의 불규칙 혹은 외상(外傷) 등에 의한 요인을 말한다.

음식은 영양을 섭취하여 생명 활동을 유지하는 데 없어서는 안 될 필수조건이다.

그러나 음식을 무절제하게 먹거나, 편식을 하는 등 올바른 음식 섭취를 하지 못하면 질병을 일으키는 원인이 된다. 음식물을 소화시키는 곳은 비위(脾胃)이기 때문에 음식에 의한 질병은 주로 비위에 나타난다. 따라서 음식은 일정한 절제가 있어야 한다.

정상적인 노동은 기혈의 순환을 촉진하고 체력을 증가시키는 데 도움을 주어 건강을 유지시켜 준다. 하지만 너무 과로하거나 혹은 반대로 너무 편안한 상황이 계속되어도 질병에 걸리기 쉽다. 이것을 노권상(勞倦傷)이라고 한다. 과로와 권태로 생긴 병이라는 의미다.

노동이 과다하면 기혈이 소모되어 잘 먹지 못하고 무력하게 된다. 또한 편안한 생활로 권태가 지속되면 체력 활동이 적어 기혈의 순환이 원활하지 못하여 비위의 기능이 저하되므로 잘 먹지 못하고 무력하며 팔다리가 여위는 증상이 나타난다. 노동과 휴식을 적절하게 배합하여야 건강을 유지할 수 있다.

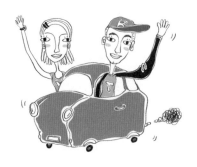

오장(五臟)과 육부(六腑)는 어떤 기능을 할까?

오장과 육부는 무엇일까?

장부(臟腑)는 내장의 총칭이며 오장(五臟)과 육부(六腑)로 나뉜다. 오장은 간(肝), 심(心), 비(脾), 폐(肺), 신(腎)을 말하며, 육부는 담(膽), 소장(小腸), 위(胃), 대장(大腸), 방광(膀胱), 삼초(三焦)를 가리킨다. 오장은 일반적으로 내부 조직이 꽉 차있고 정기를 만들어 내며, 영양을 저장, 분비하는 기능을 가진 장기를 말한다. 반면 육부는 그 형상이 대체로 속이 비어 관 모양을 이루고 음식물 등 물질을 운송하는 통로 역할을 하는 장기다.

오장과 육부 이외에 뇌(腦), 수(髓), 골(骨), 맥(脈), 담(膽), 자궁(子宮)의 여섯 장기를 기항지부(奇恒之腑)라 하는데, 이들 장기는 정기를 저장하는 기능은 오장을 닮았지만, 그 형상은 대체로 속이 비어 육부와 같은 모습을 하고 있다. 장과 비슷하면서 장이 아니고, 부와 비슷하면서 비가 아니라 기이하다 하여 기항지부(奇恒之腑)라고 부른다.

담(膽)은 육부의 하나로 담즙을 운송하는 역할을 하는데, 담즙이 다른 육부인 위장이나 소장, 대장, 방광에서 운송하는 음식물 찌꺼기와는 달리 맑은 정기를 가지고 있기 때문에 기항지부에도 속한다.

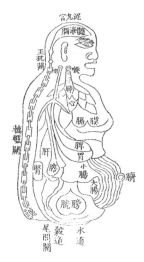

동의보감의 장부도(臟腑圖)

장기의 대표 주자, 오장(五臟)

한의학에서는 인체의 모든 장기 조직 가운데서도 특히 오장을 중요시한다. 이는 오장이 인체를 오행(五行)에 의해 다섯 분야로 나눌 때 각 분야의 대표 역할을 할 뿐만 아니라 생명활동에 필요한 정(精), 기(氣), 신(神), 혈(血)과 같은 생명물질을 저장하고, 생명의 근본이 되기 때문이다.

한의학에서 오장에 대한 인식은 해부학적인 장기 그 자체를 의미하지 않는다. 서양의학에서의 장기 개념과는 달리, 장기가 갖고 있는 기능과 병리 변화 등을 포함하는 특징이 있다. 서양의학의 해부학적인 장기와 달리 해석되는 예를 살펴보자.

먼저 서양의학에서의 간장에 대해 알아보면 간장은 인체의 화학공장 역할을 하고 있다. 우리가 먹은 음식물은 소화기관에 의해 소화 흡수된 후 대부분의 영양소가 간문맥(portal circulation)을 통하여 간으로 들어간다.

간은 이 영양소를 사용하여 생명 유지에 필요한 물질을 생산하고 저장하며, 필요에 따라 다른 물질로 전환시키는 기능을 담당하고 있다. 탄수화물, 단백질, 핵산, 알코올의 대사로부터 암모니아를 요소로 바꾸고, 쓸개즙을 생산하고 영양소를 저장한다. 또한 우리가 술을 마시거나, 다른 독성 물질이 몸에 들어왔을 때 간에서 해독하며 배설과 방어 작용을 한다. 이 뿐만이 아니다. 간은 순환되는 혈액량을 조절하고, 혈액응고 인자의 생성에 이르기까지 수없이 많은 기능들을 담당하고 있다.

그렇다면 한의학에서의 간은 무엇일까? 간장은 담(膽), 눈[目]과 근(筋), 손톱 등의 질환과 관련이 있으며, 감정은 노기(怒氣)다. 간장이 혈액을 저장한다는 것은 서양의학적 시각과 크게 다를 바 없지만, 이 밖에도 간장은 목(木)에 속하여 나뭇가지처럼 어떠한 장애도 받지 않고 뻗어나가는 기능을 가지고 있다. 이것을 소설(疏泄) 작용이라고 한다. 만일 나뭇가지가 어떤 장애물을 만나게 되면 제대로 가지가 뻗어나가지 못하고 뒤틀리는 것처럼, 우리 인체도 간의 기(氣)가 울체되면 간의 기운이 비장을 억압하여 식욕부진, 소화 장애 등이 발생한다. 우리가 일상생활에서 화가 많이 났을 때, 식욕도 없고 소화가 안 되는 것도 바로 이 때문이다. 이처럼 한의학에서 간장은 그 기능적인 역할이 확대되어 해석되고 있다.

한의학, 의술을 향해
열정을 쏘다!

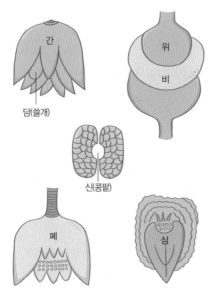

오장 장기 그림에는 기능적인 면을 포함하고 있다.

또 다른 예를 들어보자. 서양의학에서의 심장은 순환계의 중추기관으로 규칙적인 수축과 이완을 끊임없이 되풀이하여 혈액을 온몸에 공급해 주는 펌프 역할을 하고 있는 중요한 장기다. 그렇다면 한의학에서의 심장은 어떤 기능을 가지고 있을까?

심장은 소장, 혀, 혈맥 등의 질환과 관련이 있으며, 감정은 기쁨이다. 심장이 혈맥을 관할하여, 전신에 혈액을 공급하여 혈액 순환을 담당하는 것은 서양의학의 해석과 동일하다. 그러나 이 밖에도 한의학에서는 정신기능을 심장에서 관할하는 것으로 인식하고 있다. 만일 심기능이 부족하면, 가슴이 두근거리거나, 밤에 잠을 잘 못 자고, 건망증 등의 질환이 발생하게 된다. 그러므로 한의학에서는 이러한 정신 신경증을 치료하기 위해서는 심장의 기능을 도와주어야 한다.

이 밖에도 한의학에서는 비장은 소화기계를 대표하는 장기일 뿐만 아니라, 혈액의 순환을 통제하여 혈액이 과도하게 순환하여 출혈되는 것을 방지하는 기능을 가지고 있다고 인식하고 있다. 또한 폐장(肺臟)

은 호흡기계를 대표하는 장기일 뿐만 아니라, 우리 몸의 기를 주관하여 기운을 돋우어 주며, 신장(腎臟)은 비뇨기를 대표한다고 보고 있다. 이처럼 한의학에서의 오장(五臟)은 서양의학의 해석과는 달리 그 기능적인 역할을 확대 해석하고 있다.

음식물의 소화 흡수를 돕는 육부(六腑)

육부의 주된 기능은 음식물을 받아들이고 소화시키며, 소화 산물인 진액과 음식물의 찌꺼기를 대사과정으로 보내주는 것이다. 한의학에서는 이 과정을 다음과 같이 해석하고 있다. 음식물은 위에서 소화 과정을 거친 후, 소장에서 찌꺼기와 진액으로 분리되는데, 진액은 삼초(三焦)를 통해 전신의 상초(上焦), 중초(中焦), 하초(下焦)로 보내진다. 소장으로 옮겨진 음식물의 중간 소화물은 다시 흡수되고, 그 찌꺼기는 대장으로 옮겨져 마지막으로 흡수되고 나머지가 대변으로 배출된다. 방광으로 들어간 진액은 기화(氣化) 작용을 거쳐 전신에 흡수되며, 최후로 남은 찌꺼기가 소변으로 배출된다.

육부 가운데 삼초는 형체를 갖고 있지 않는 한의학 특유의 장기다. 삼초는 세 개의 불이 모이는 곳이라는 뜻으로 상초, 중초, 하초의 세 부분으로 구성되어 있다. 몸의 부위에 따라 구분하여 횡격막 이상을 상초, 횡격막에서 배꼽까지를 중초, 배꼽 이하를 하초라고 한다. 삼초는 기가 중심적으로 작용하는 곳으로 인체의 기화(氣化) 작용을 한다.

기화 작용은 기가 몸 안에서 순환하면서 물질을 발생, 변화시키는 기능을 말한다. 예를 들어 음식물이 소화되어 영양 물질이 생기는 것은 비기(脾氣)의 기화 작용이고, 소변이 방광을 거쳐 배설되는 것은 신기(腎氣)의 기화 작용과 밀접한 관계가 있다.

상초는 심장과 폐의 수송 작업에 힘입어 음식물에서 섭취한 진기(眞氣)를 전신에 보내주어 피부, 골격, 근육 등에 영양을 공급해 주는 일을 한다. 중초는 음식물을 소화 흡수하고, 영양물질을 혈액으로 변화시키는 작용을 한다. 하초는 우리가 섭취한 음식물이나 대사산물을 맑고 탁한 것, 즉 대변과 소변으로 분리시켜 노폐물을 몸 밖으로 배설시키는 역할을 하고 있다. 이처럼 삼초는 실제적으로 존재하는 장기가 아니라, 우리 몸에서 수행하고 있는 기능을 의미하는 특유의 장기다.

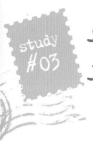
우리 몸은 어떻게 구성되어 있을까?

우리 몸을 구성하고 있는 물질은 무수히 많겠지만, 한의학에서는 크게 정(精), 신(神), 기(氣), 혈(血)의 네 가지로 보고 있다.

정신기혈(精神氣血)은 각각 오장에 배속되는데, 정은 신장(腎臟), 신은 심장(心臟), 기는 폐장(肺臟), 혈은 간장(肝臟)에 속한다. 오장이 서로 상생과 상극에 의해 조화를 이루고 있는 것처럼, 정신기혈(精神氣血)의 네 가지도 오장과 마찬가지로 서로 조화를 이루며 우리 몸의 건강을 유지하여 주는 기본 물질이 되고 있다.

정신기혈은 각각 신장, 심장, 폐장, 간장에 속하며, 가운데 비장은 이들 정신기혈이 흩어지지 않도록 통합하여 주는 역할을 하고 있다.

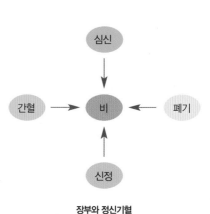

장부와 정신기혈

먼저 정에 대해서 알아보자. 인체 내의 정은 주로 신장(腎臟)에 저장되어 있으며, 신장은 생명의 근본이 된다.

넓은 의미로는 일체 정미(精微)로운 물질을 총괄하며, 선천적으로 부모로부터 물려받아 신장에 저장되어 있는 정기는 물론이고 후천적으로 음식물을 섭취하여 얻은 정기도 포함한다. 좁은 의미로는 생식(生殖)의 정(精)으로서, 인체의 생식과 생장 발육의 기본 물질이고 장부 조직의 기능을 유지하는 물질적 기초가 된다.

기는 동양철학에서 우주를 구성하는 가장 기본적인 물질이며, 기의 운동변화는 우주의 모든 사물을 생성하는 근원이라고 보았다. 한의학에서는 생명과 생체 활동을 유지하는 데 중요한 역할을 하는 물질을 기라고 한다.

기는 발생에 따라 선천지기(先天之氣)와 후천지기(後天之氣)로 나눈다. 선천지기는 부모의 정기를 받아 생겨나고 후천지기는 태어난 뒤에 호흡의 기와 음식물을 섭취하여 얻는 기가 합쳐져서 생긴다.

그렇다면 기는 어떤 기능을 하는 것일까? 첫째, 생명의 발생과 생명의 유지에 중요한 역할을 한다. 둘째, 몸에서 동력학적 기능을 한다. 즉 몸에서 여러 가지 물질을 운반하는 것, 피가 순환하는 것, 소변이 나오는 것 등은 모두 기의 작용에 의한다. 그러므로 기의 기능에 문제가 생기면 혈액순환, 물질대사, 소변 배출 등에 이상이 생긴다.

셋째, 몸에서 물질을 여러 가지로 변화시키는 기화작용을 한다. 예를 들면 음식물을 소화 흡수하는 작용이 있다. 넷째, 인체 바깥의 환경으로부터 인체를 보호하는 기능을 하며, 인체에 침입한 병사(病邪)와 투쟁하는 방어 작용을 한다.

예를 들면, 기의 기능이 약하면 감기에 걸리거나, 질병에 걸렸을 때 쉽게 회복되지 않는다.

넓은 의미의 신은 인체의 생명 활동과 생명 활동을 통해 밖으로 표현되는 일체의 현상을 말한다. 가장 오래된 중국의 의학서 〈황제내경(黃帝內經)〉에서는 '생물의 생명 근원이 안에 저장된 것을 신기(神氣)라 하고, 신(神)이 떠나가면 생명의 기능도 정지된다.' 라고 하였다. 좁은 의미의 신(神)은 사람의 정신 활동을 가리키며, 의식, 사유, 감정, 감각, 지혜 등을 포괄한다.

한의학에서는 형(形)과 신(神)은 나눌 수 없는 하나라고 하였다. 형은 신이 존재할 수 있는 집이 되고, 신은 형의 주인이 된다고 하였다. 형이 있어야 신이 존재하고, 형이 없어지면 신도 없어진다.

정신 활동은 인체의 건강에 직접 영향을 미친다. 희(喜), 노(怒), 우(憂), 사(思), 비(悲), 공(恐), 경(驚)의 칠정(七情)이 조화되고 정신이 안정되면 인체가 건강을 유지하게 되지만, 칠정이 지나치면 장부 기능이 무너져 쉽게 병에 걸린다.

혈관 중에서 순행하는 영양이 풍부한 물질인 혈은 인체를 구성하고 인체 생명 활동을 유지하는 기본 물질이다. 혈은 반드시 혈관 안을 순행하여야 하며, 혈관 밖으로 넘치면 병의 원인이 된다. 혈은 음식물의 섭취를 통해서 얻어진 곡기(穀氣)와 호흡을 통해서 얻어진 청기(淸氣)

가 합하여 만들어진다. 혈은 혈관을 순행하며 장부와 각 조직, 기관에 영양을 공급하는 작용을 한다. 또한 정신 사유 활동의 물질적 기초가 된다.

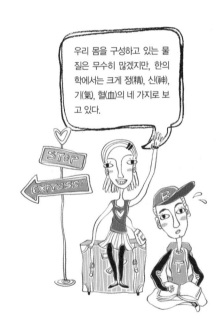

인체의 생명철도, 경락(經絡)과 경혈(經穴)

study #04

경락학설(經絡學說)은 한의학 이론 체계의 중요한 부분을 이루고 있으며, 침구(針灸) 치료를 위한 핵심 이론이 된다. 경락학설은 인체 경락 계통의 생리 기능과 병리 변화 그리고 경락계통과 장부와의 상호 관계를 연구하는 학설이다.

경락은 인체의 기혈을 운행하고 장부를 연결하며, 인체 내외와 상하를 관통하는 길이다.

경락은 경맥과 낙맥으로 구분되는데 경맥은 경락 계통의 원줄기라고 할 수 있으며, 낙맥은 경맥에서 따로 갈라져 나온 분지(分枝)다.

경혈(經穴)은 경락 위의 한 점으로 신체의 표면에 있으며, 침, 뜸, 부항을 시술할 때 사용하는 부위가 된다. 인체의 중요한 구성 물질인 기와 혈이 경락 위를 흐르는데, 경락 위에서도 기와 혈이 모이고 출입하는 곳을 경혈이라고 한다.

경락과 경혈을 철도에 비유해 보자. 철도는 사람이나 화물을 운송하

한의학, 의술을 향해
열정을 쏘다!

는 역할을 한다. 우리나라에는 많은 철도가 있어 전
국 곳곳을 연결하여 주고 있다. 경부선은 서울과 부
산을 연결하여 많은 사람을 운송하고 있으며, 경
부선에서는 장항선이나 충북선과 같은 지선이
갈라져 나가고 있다. 서울과 부산 사이에는 대
구와 대전과 같이 사람들이 많이 타고 내리는
대도시의 역도 있지만, 사람들이 많지 않은 신탄진이나 평택 같은 소
도시의 역도 있다.

우리 몸의 기혈을 수송하는 경락을 철도에 비유한다면 경락은 철도에
해당하고, 경부선과 같은 간선은 경맥이 되며, 장항선이나 충북선 같
은 지선은 낙맥이 된다. 그리고 철도가 출발하는 서울역이나 종점인
부산역, 중간에 있는 대구역, 대전역 등 손님이 타고 내리는 곳은 경혈
에 해당한다. 충북선보다는 경부선이 더 많이 운행되는 것처럼 낙맥
보다는 경맥이 더 기혈 소통이 잘 되며, 대전역이 평택역보다 더 많은
사람이 타고 내리는 것처럼 경혈도 기혈이 더 많이 모여 있는 곳이 치
료에 더 많이 사용된다.

경락은 우리 몸 곳곳을 연결하고 있는데, 간선에 해당하는 경맥은 모
두 12개가 있어 이를 12정경(正經)이라고 한다. 12정경(正經)은 태양(太
陽), 양명(陽明), 소양(少陽), 태음(太陰), 소음(少陰), 궐음(厥陰)의 6경(經)
이 각각 수족(手足)으로 구분되어 모두 12개가 된다.

즉 수태양경(手太陽經), 족태양경(足太陽經), 수양명경(手陽明經), 족양명

경(足陽明經)과 같은 것이다. 경부선이나 호남선은 모두 부산이나 목포처럼 서울에서 가장 먼 곳에 종점이 있는 것처럼 12정경도 모두 손과 발 끝에서 시작하거나 끝난다. 12정경 이외에 복부 전면 중앙에 임맥(任脈)이 흐르고, 등 쪽 후면 중앙에 독맥(督脈)이 흐르는데, 이 둘을 더하여 14경맥이라고도 한다.

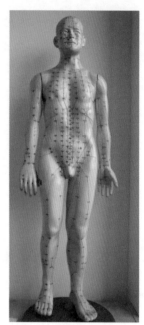

경혈동인

14경맥 위에는 모두 365개의 경혈이 있어 진단과 치료에 사용되고 있다. 경락이 아닌 곳에도 경혈이 있을 수 있는데, 이를 경외기혈(經外奇穴)이라고 한다. 그러나 대체로 365개의 경혈이 임상에서 많이 사용되고 있다.

한의학, 의술을 향해
열정을 쏘다!

하나의 질병에 열 개의 치료방법을 가진 한의학

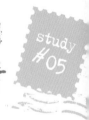

진단(診斷)은 환자의 병세를 조사하고 이해하기 위한 과정이다. 진단은 병명(病名)이나 병증(病證)을 알아내는 것이다. 대체로 서양의학은 병명을 알아내어 치료를 하는 것이라면, 한의학은 병증을 알아내어 치료한다고 볼 수 있다.

병명과 병증의 차이는 무엇일까? 병명이란 위궤양이나 위암 등의 병의 이름을 말하며, 병증은 환자에게 나타나는 여러 가지 증상을 종합 분석하여 어떤 원인으로 오는 병증인가를 알아내는 것이다. 예를 들면 간염 환자가 정신이 혼미하고 발광하고 있다면 화증(火證)이라 하고, 현기증이나 경련이 있으며 몸을 떨고 있다면 풍증(風證)이라고 한다.

서양의학에서는 간염이라는 병명 아래 같은 치료 방법을 쓰겠지만 한의학에서는 화증과 풍증이라는 병증이 다르므로 치료 방법이 달라질 수밖에 없다.

한의학에서 병증을 파악하는 방법을 진법(診法)이라고 한다. 현대에는 한의학에서도 경락 측정기 등 다양한 기기를 이용하여 진단에 활용하고 있지만, 전통적인 한의학의 진법에는 망(望), 문(聞), 문(問), 절(切)이라는 네 가지 진단 방법, 즉 사진(四診)이 있다.

사진을 통해서 환자의 질병을 파악한 후에 팔강(八綱)과 같은 한의학의 변증 체계를 통해 분석하여 병증(病證)을 확인하는 것이다. 팔강은 음(陰) 양(陽), 표(表), 리(裏), 한(寒), 열(熱), 허(虛), 실(實)의 여덟 가지를 말한다.

종합적 진단 과정, 변증(辨證) 의학

변증은 한의학에서 질병을 인식하고 진단하는 방법이다. 변증하는 과정이 곧 진단하는 과정이다. 다시 말하면 사진으로 수집한 환자의 병력, 증상, 신체 소견 등의 자료를 종합적으로 분석하여 질병의 병인, 병변 부위, 성질 등의 상태를 판단하여 진단을 내리는 과정을 변증이라고 한다.

예를 들어 환자가 기침을 하고 점액성 가래를 뱉으며, 바람을 싫어하고 머리가 아프며, 땀이 나고, 목구멍이 붓고 아프며, 맥이 빨리 뛴다고 한다면 병의 원인이 외감풍열(外感風熱)이고, 병변 부위가 호흡기이므로 풍열(風熱)이 폐(肺)를 침범한 증(證)으로 분석할 수가 있다.

우리는 변증(辨證)의 증(證)과 증상(症狀)의 증(症)을 구별해야 한다. 변증의 증은 질병의 원인과 발생 부위, 성질 등을 종합하여 나온 개념이

한의학, 의술을 향해
열정을 쏘다!

며, 기침이나 가래와 같은 개별적인 증상과는 엄격하게 구별된다.

한의학에는 매우 많은 변증 방법이 있다. 예를 들면, 팔강변증(八綱辨證), 장부변증(臟腑辨證), 육경변증(六經辨證), 체질변증(體質辨證) 등이 있다. 그 가운데 팔강변증은 각종 변증을 총괄하는 개념의 변증으로 모든 변증의 기초가 된다. 팔강변증에 대해 자세히 알아보자.

① 팔강변증(八綱辨證)

팔강(八綱)이란 음양(陰陽), 표리(表裏), 한열(寒熱), 허실(虛實)의 여덟 가지를 분별하는 변증이다. 음양이란 병증의 유형을 구별하는 것이고, 한열이란 병증의 상태를 구별하는 것이다. 표리는 병증이 존재하는 부위를 구별하는 것이며, 허실이란 정기와 사기의 성쇠를 구별하는 것이다.

신문 기사를 작성할 때 언제(when), 어디서(where), 누가(who), 무엇을(what), 왜(why), 어떻게(how)라는 5W 1H 원칙을 지키는 것처럼, 진단을 할 때는 어떠한 유형의 병증이 어느 부위에 어떠한 상태로 있으며, 질병에 대응하는 인체의 상태는 어떠한지를 반드시 파악해야 한다. 팔강변증에 대해 자세히 살펴보자.

음양(陰陽)

인체 구조와 인체 생리 등 모든 현상은 음양으로 구분될 수 있다. 또 음양은 항상 상호 평형을 유지해야만 정상적인 생리 상태가 유지되므로 음양이 조화를 잃어 평형이 깨지면 질병이 발생하게 된다.

그러므로 병리 현상이 발생한 후에 나타나는 증상은 아무리 복잡하더라도 귀납하면 음양이 어느 한쪽에 치우쳐 있는 편성(偏盛)과 편쇠(偏衰)에 지나지 않는다.

팔강은 음양, 표리, 한열, 허실의 여덟 가지를 말하지만 표리, 한열, 허실은 결국 음양에 귀속된다고 볼 수 있으므로 음양은 팔강변증의 하나이면서 나머지 여섯 가지를 포괄하고 있다. 예를 들면 표(表), 열(熱), 실(實)은 양(陽)의 범위에 속하고, 리(裏), 한(寒), 허(虛)는 음(陰)의 범위에 속한다.

한의학에서 음증(陰證)과 양증(陽證)은 인체에 나타나는 수많은 증후를 음과 양의 두 유형으로 개괄한 것이다. 즉, 보다 밝고 더운 외향적인 증후가 많은 것은 양증으로 관찰하고, 보다 어둡고 추운 내향적인 증후가 많은 것은 음증으로 관찰한다. 예를 들어 얼굴을 밖으로 향한 채 눕거나 밝은 곳과 찬 것을 좋아하고, 몸에 열이 많고 손발이 따뜻하면 이는 양증(陽證)이다. 반면에 얼굴을 벽을 향한 채 눕거나 밝은 것과 찬 것을 싫어하며 몸이 차고 손발이 싸늘하면 음증(陰證)이다.

표리(表裏)

표리는 질병의 현상이 나타나는 부위를 말한다. 표(表)는 인체의 체표 부위로 양(陽)이고, 이(裏)는 인체의 장기 등 내부 부위로 음(陰)이다.

대개 급성병은 외기의 변동 등 외인(外因)에 의해 발생하며 체표부에서 증상이 나타나는 경우가 많으므로 표증(表證)이 되며, 병세가 진행되면서 점차 인체 내부에 증상이 나타나는 이증(裏證)이 된다. 하지만, 음식이나 과로 등에 의한 질병은 표증을 거치지 않고 바로 내장에 병이 먼저 발생하는 이증이 되기도 한다.

한열(寒熱)

한열은 질병의 성질을 판별하는 요체가 된다. 한열은 음양이 편성, 편쇠한 구체적 표현으로 한열을 판별한다는 것은 곧 음양의 성쇠를 판별하는 것이다.

이른바 "양(陽)이 성(盛)하면 열(熱)하고, 음(陰)이 성(盛)하면 한(寒)하다."라는 말처럼 한증(寒證)은 음이고 열증(熱證)은 양이다.

한증은 한사(寒邪)가 침입하였거나, 혹은 양이 허하고 음이 성하여 인체의 기능 활동이 쇠퇴해서 나타나는 증후다. 체온이 낮거나 더운 것을 좋아하며, 갈증이 적고, 얼굴이 창백하며 감정의 변화가 적으며, 맥은 약하고 느리며, 소변이 맑고 설사하는 경향이 있으면 한증(寒證)이다.

반면 열증(熱證)은 열사(熱邪)가 침입하였거나, 혹은 양이 성하고 음이 허하여, 인체의 기능 활동이 항진된 증후다. 체온이 높거나 찬 것을 좋아하고, 갈증이 많아 냉수를 찾고, 얼굴이 붉고 감정의 변화가 많으며, 맥은 강하고 빠르며, 내쉬는 숨은 세고, 소변이 붉고 변비가 있으면 열증이다.

허실(虛實)

허실은 정기의 강약(强弱)과 사기의 성쇠(盛衰)를 판별하는 핵심이 된다. 실증(實證)은 주로 사기가 성하여 나타나고, 허증(虛證)은 주로 정기가 허한 상태에서 나타난다.

허증은 인체의 정기 부족과 장부의 기능 쇠퇴로 나타나는 증후를 말하는데, 흔히 선천적으로 신체가 허약하거나, 후천적으로 만성병에 시달리거나 과로 등으로 초래되는 기혈의 부족으로 나타난다.

실증은 외감(外感) 육음(六淫)의 사기가 인체에 침입하여 나타나거나 장부 기능이 쇠퇴하여 어혈(瘀血)과 담음(痰飮) 등 병리적 물질이 체내에 머물러 생기는 것이다.

기타 변증 알아보기

기타 변증으로 장부변증(臟腑辨證), 육경변증(六經辨證), 삼초병증(三焦病證), 체질변증(體質辨證) 등이 있다. 이들 변증도 앞서 이야기한 팔강변증을 기본으로 하고 있다.

장부변증은 오장육부의 생리적 기능과 병리적인 표현에 근거한다. 인체를 오장으로 분류 배속하여 각종 증상을 파악하는 것이다. 주로 내과 질환에 많이 적용한다.

육경변증은 한(漢)대에 저술한 〈상한론(傷寒論)〉에서 완성되었으며, 감기와 같은 외감병의 발생, 변화 과정을 분류하는 방법이다. 병사가 진행되는 순서에 따라 태양병(太陽病), 양명병(陽明病), 소양병(少陽病), 태음병(太陰病), 소음병(少陰病), 궐음병(厥陰病)으로 나눈다.

삼초변증은 청(淸)대에 완성된 변증 방법으로, 인체를 상, 중, 하 즉 삼초(三焦)로 분획하는 개념을 도입하였으며, 주로 급성 전염성 질환을 대상으로 적용하고 있다. 상초(上焦)는 호흡기, 중초(中焦)는 소화기, 하초(下焦)는 비뇨 생식기에 질환이 침범한 것을 의미한다.

체질변증은 이제마 선생께서 창안한 변증 방법으로, 모든 사람을 태양인(太陽人), 태음인(太陰人), 소양인(少陽人), 소음인(少陰人)의 네 가지 체질로 구분하여 각 체질마다 발생하기 쉬운 허실(虛實)을 구분하여 질병을 치료한다. 자, 그럼 사상 체질의 특징에 대해 알아보자.

① 태음인(太陰人)

간대폐소(肝大肺小)의 장부생리적 특징을 갖고 있어 호흡기계와 순환기계가 약한 편이다. 고혈압, 중풍 등의 질환과 피부 질환, 간장 질환 등이 잘 발생한다. 여기서 대(大)는 기능이 발달한 것이고, 소(小)는 기능이 부족한 것으로 해석한다.

태음인은 식성이 비교적 좋고, 대식가가 많으나 성격상 규칙적인 생활을 하지 못하므로 때에 따라서 폭음폭식을 하여 위장을 손상시키는 일이 많다. 또한 외형상 피부가 약간 검고 두터우면서 땀이 많고, 골격이 장대한 편이나 가슴 부분은 빈약하며, 복부는 견실하다. 비교적 무

뚝뚝하지만 점잖은 성격의 소유자로 편식 없이 아무 것이나 잘 먹는다. 태음인 체질의 사람에게는 녹용(鹿茸), 쇠고기, 배, 밤, 호두, 무, 도라지, 연근, 고사리, 밀, 콩, 율무 등이 좋다.

② 소음인(少陰人)

신대비소(腎大脾小)의 생리적 특징을 갖고 있어서 설사, 소화불량과 같은 소화기계와 노이로제, 히스테리, 불면증 등 정신신경계 질환 등이 잘 발생한다. 전형적인 소음인인 경우 너무 인색하여 수전노란 소리를 듣는 일도 많다. 또한 깔끔하고 착실하며 매사에 치밀하고, 내성적 성격의 소유자가 많다. 다른 체질에 비하여 소음인이 병이 많은 이유도 여기에 있다. 외관상 피부가 부드럽고 매끄러우며, 상체보다는 하체가 견실하여 엉덩이가 넓고, 수족은 작고 차가운 편이다. 식성은 편식 경향이 있고, 더운 것을 즐기는 편이다.

소음인 체질의 사람에게는 인삼, 계피, 닭고기, 양고기, 명태, 조기, 대추, 사과, 복숭아, 시금치, 미나리, 양배추, 찹쌀, 조 등이 좋다.

③ 소양인(少陽人)

비대신소(脾大腎小)의 장부생리를 갖고 있으며 주로 비뇨생식기와 내분비선 기능이 약한 편이다. 성기능 쇠약, 비뇨생식기 질환, 요통, 구토 등이 잘 발생한다. 또한 여자는 신장 기능이 약하여 다산(多産)하지 못한다. 피부에 땀이 적으며, 입술은 작고 얇으며, 손발이 뜨겁고 가슴이 넓고 하체는 약한 모습이다.

소양인은 밖의 일을 좋아하며, 가정이나 자신의 일은 경솔히 여긴다. 계획성이 적으며, 일이 안될 때에는 체념을 잘한다. 솔직담백하여 마음속에 있는 것은 다 털어놓고, 조그마한 꾸밈새도 싫어한다. 식성은 차고 시원한 것을 즐겨 찾는 편이다.

소양인 체질의 사람에게는 숙지황(熟地黃), 돼지고기, 굴, 해삼, 새우, 전복, 수박, 참외, 포도, 배추, 오이, 가지, 호박, 보리, 팥, 녹두 등이 좋다.

④ 태양인(太陽人)

폐대간소(肺大肝小)의 장부생리를 가지고 있으며, 식도 협착, 식도 경련, 위암 등이 잘 발생한다. 이는 맵고 뜨거운 음식을 좋아하기 때문이다. 또한 척추의 허리가 약하여 오래 앉아 있지 못하고 기대어 앉거나 눕기를 좋아하며, 다리에 힘이 없어서 오래 걷지를 못한다. 대체로 몸은 마른 편이며, 자궁 발육이 잘 안 되어 임신을 못하는 경우가 많다.

태양인은 남들과 잘 소통하고 재간이 많고 사교적이며, 과단성과 진취성이 강하다. 태양인은 그 수가 적어서 이제마도 많은 연구를 하지 못하였다고 하였으며, 단지 자신의 경험을 통하여 병의 증상과 이에 대한 처방을 기록하였다.

소음인
생식기능이 발달한 반면
소화기능이 떨어진다.

소양인
소화기능이 발달한 반면
생식기능이 떨어진다.

여지와 같이 섬
세한 성격이며
말수가 없는 편
이다.

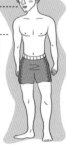

언행에 재치가
있으나 직설적
인 면이 있어 타
인에게 경솔한
면을 보일 수도
있다.

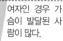

여자인 경우 가
슴이 발달된 사
람이 많다.

상체가 약하지만
하체가 건실하여
오래 걸어도 피곤
하지 않다.

허리가 약해 오
래 서있으면 통
증을 느낄 수 있
는 체질이다.

대체로 야윈 편이며 몸의
균형이 잡혀 안정감이 있다.

태양인
호흡기능이 발달한 반면
간기능이 떨어진다.

태음인
간기능이 발달한 반면
호흡기능이 떨어진다.

머리가 크며
상체가 발달한
편이며 목이
굵다.

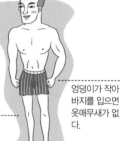

체형이 의젓하
고 대체로 안정
감이 있는 체형
이다.

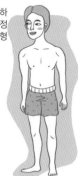

엉덩이가 작아
바지를 입으면
옷매무새가 없
다.

상체보다 하체가
약해 오래 서있
거나 걷는 데 별
취미가 없다.

대체로 체격이 좋은 사람도 많지만
마른 사람도 의외로 많다.

한의학, 의술을 향해
열정을 쏘다!

태양인 체질의 사람에게는 오갈피, 새우, 조개류, 포도, 감, 앵두, 다래, 모과, 메밀, 채소류 등이 좋다.

한의학의 진단 방법, 사진(四診)

사진은 한의학의 대표적인 진단 방법에는 망진(望診), 문진(聞診), 문진(問診), 절진(切診)의 네 가지가 있다. 망진(望診)은 환자의 안색이나 혀 등을 살피는 것이고, 문진(聞診)은 환자의 음성을 듣고 배설물 등의 냄새를 맡는 것이며, 문진(問診)은 환자에게 병세에 관한 여러 가지 사항을 묻고 듣는 것이고, 절진(切診)은 촉각을 이용하여 환자의 특정 부위를 만지고 눌러서 진단하는 것을 말한다.

이 가운데, 망진의 하나인 설진과 절진의 하나인 맥진에 대해 알아보자.

설진은 환자의 혀를 관찰하여 진단하는 방법이다. 주로 혀의 상태나 혀에 끼는 설태(舌苔) 등을 관찰하여 병의 종류를 알아낸다. 혀에서는 주로 심장(心臟)과 비장(脾臟)의 기능을 살펴볼 수 있다. 심장의 기(氣)가 혀에 통하기 때문에 심기가 조화로우면 혀는 미각 기능을 능히 수행할 수 있고, 비장의 기(氣)가 구강(口腔)에 통하기 때문에 비기가 조화로우면 미각 기능이 원활해진다.

설태가 흰 것은 질병의 초기나 가벼운 질병에 나타나며, 허증(虛證), 한증(寒證), 습증(濕證) 등에 나타난다. 설태가 누런 것은 내장에 열이 축적되었을 때, 흔히 급성 열병에서 많이 나타난다. 설태에 연한 검은

빛이 나타나면 열이 매우 심하여 몸 안의 진액이 고갈되었음을 알 수 있고, 진한 흑색이면 만성 질환이나 위독한 상황임을 알 수 있다.

또한 혀의 일정한 부위는 일정한 장부와 연결되어 있다. 혀끝은 심장과 폐의 질환을 반영하고 있고, 혀의 가장자리는 간장과 쓸개의 질환을 반영하고 있으며, 혀의 중심부는 비위의 질환을 반영하고 있고, 혀 뿌리는 신장의 질환을 반영하고 있다.

이처럼 한의학에서는 혀가 단순히 말을 하거나 음식 섭취를 하는 곳이 아니라, 몸의 병세를 반영하여 나타내는 주요한 진단 부위로 파악하고 있다.

맥진은 맥박의 성질과 상태를 살피는 한의학의 대표적인 진찰법이다. 의사의 집게손가락, 가운데 손가락, 약 손가락 끝을 환자 손목의 안쪽에서 엄지 쪽의 요골 동맥 박동부에 차례로 대고 진찰한다. 맥박의 횟

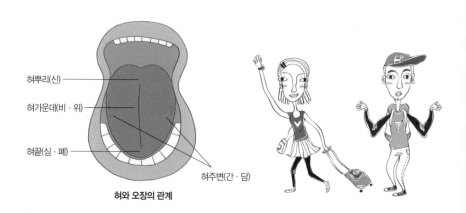

혀뿌리(신)
혀가운데(비 · 위)
혀끝(심 · 폐)
혀주변(간 · 담)

혀와 오장의 관계

한의학, 의술을 향해
열정을 쏘다!

수, 형태, 강약, 대소 등에 따라 수십 종으로 나눌 수 있으며, 그 하나하나는 환자의 특징을 나타내고 있다. 이를 촌구진법(寸口診法)이라고 한다.

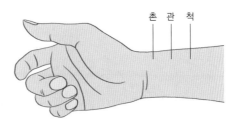

촌관척(寸關尺) 요골동맥 박동부다.

촌구(寸口)라 함은 요골동맥이 지나는 곳을 말한다. 촌구맥(寸口脈)은 촌(寸), 관(關), 척(尺)의 세부분으로 나뉘며, 그 각각은 해당 장부와 연결되어 있어서 맥진을 통하여 장부의 상태를 알아볼 수 있다.

환자를 어떻게 진단할까?

약 2000년 전에 저술된 고대 한의학 서적인 〈난경(難經)〉에 다음과 같은 말이 있다.

"바라보고 아는 것은 신(神)의 경지이고, 들어보고 아는 것은 성(聖)의 경지이며, 물어보고 아는 것은 공(工)의 경지이며, 만져보고 아는 것은 교(巧)의 경지다." 이것은 의사의 진단 능력을 가지고 의사들을 신성공교(神聖工巧)라는 네 가지 단계로 구별하는 말이다.

환자의 상태를 바라만 보고 병증을 알아내는 것이 가장 어려우므로 신의 경지에 도달하였다고 하는 것이며, 들어보고 아는 것은 그 다음 단계인 성의 경지이며, 물어보고 아는 것은 그 다음 단계인 공(工)의 경지이며, 만져보고 아는 것은 가장 쉬우므로 교의 경지라는 것이다. 물론 신성공교에는 진단 수준의 높낮이를 직접적으로 표현하지는 않고 있지만, 신성(神聖)에는 뛰어난 경지의 수준이라는 개념이 들어 있고, 공교(工巧)에는 단순히 기술자, 기교라는 개념이 들어 있기 때문에 의사의 수준을 말할 때 신성공교로 구별하기도 한다.

하지만 보고, 듣고, 묻고, 만지는 네 가지 방법은 수준의 우열을 구별하는 내용이 결코 될 수 없으며, 실제 임상에서는 이 네 가지를 모두 동시에 행하여 종합해야만 정확한 진단을 할 수 있다. 한의학에서는 보고, 듣고, 묻고, 만지는

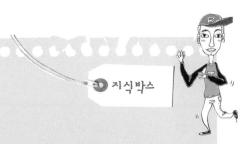
망문문절(望聞問切)이라는 네 가지 방법을 사진(四診)이라고 하여 진단의
필수 요소로 보고 있다.

첫째 望診[바라보다]의 단계에서는 의사가 환자의 상태를 눈으로 관찰
한다.

환자의 행동, 걸음걸이, 얼굴빛과 정신상태, 혀와 피부상태, 배설물의 빛
깔과 성질, 몸이 야위었는지 비대한지 등을 관찰하여 환자의 병증을 알아
내는 것이다.

둘째 聞診[듣다]의 단계는 의사가 환자의 숨소리와 목소리, 기침소리 등
을 듣고, 환자의 입이나 몸, 배설물 등에서 배어나오는 냄새를 맡아서 환
자의 병증을 알아내는 것이다.

셋째 問診[묻다]의 단계에서는 의사가 환자나 보호자에게 증상과 발병동
기, 현재까지의 치료상황, 환자가 느끼고 있는 자각증상, 생활습관, 연령,
성별, 직업, 과거에 앓았던 질병유무, 가족 중에서 동일질병 내지는 중증
의 질환을 앓은 적이 있는지 등의 질병과 관련된 사항을 물어서 환자의
병증을 알아내는 것이다.

마지막 단계는 切診[문지르다]로 의사가 손을 이용하여 환자의 체표를 만
져보고 눌러보는 맥진(脈診)과 복진(腹診)을 말한다. 맥진도 단순히 동맥활
동의 강약만을 보는 것이 아니라 호흡과 맥의 관계, 맥박의 수, 체표부위
의 피부상태, 체온의 높고 낮음 등을 종합해서 환자의 병증을 알아내는
것이다.

위의 네 가지 방법을 통해서 얻어진 진단정보를 종합해서 치료의 방법이

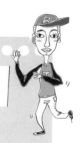

나 처방을 결정한다. 따라서 어느 것 하나를 무시하거나 소홀히 하여
도 정확한 진단을 내리기가 어렵다.

일부 환자들은 한의학에서는 단순히 손을 내밀어 맥진만을 통해서 자
신의 질병상태 전부를 한의사가 알아낼 수 있을 것으로 생각한다. 물
론 맥은 인체의 생명 현상을 그대로 반영해 주고 질병에 관한 많은 정
보를 알려주기는 하지만 질병의 전부를 표현해 줄 수는 없다. 그러므
로 환자들은 일단 의사에 대한 신뢰감을 가지고 신체에 나타나는 단
순한 증상뿐만 아니라 질병이 발생한 동기, 시간, 평소의 습관 등 질
병과 관련된 제반 정보를 꾸밈없이 알려주어서 의사가 정확한 진단을
할 수 있도록 해야 한다.

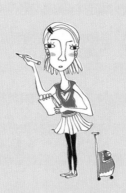

 한의학, 의술을 향해
열정을 쏘다!

한의학에서는 어떻게 치료할까?

한의학의 세 가지 치료방법

한의학의 치료방법을 이야기할 때 일침(一針), 이구(二灸), 삼약(三藥)이라는 말이 있다. 첫째는 침이고, 둘째는 뜸이고, 셋째는 약이라는 말이다. 이것을 사람들은 효과가 큰 순서라고 생각을 하는데, 이 순서는 효과가 큰 순서가 아니라 치료 효과가 빨리 나타나는 속효성의 순서를 의미한다. 즉, 첫 번째인 침은 항상 휴대가 가능하고 효과가 빨리 나타나므로 응급상황에서 가장 먼저 사용할 수 있는 치료방법이다. 막힌 혈 자리를 바로 뚫어주어 의식이 없던 환자도 바로 정신이 들게 하고, 팔다리가 아파 움직이지 못하던 사람도 바로 일어나게 하는 등 즉각적인 효과가 있기 때문이다.

두 번째인 뜸은 재료를 준비하여야 하고, 불을 붙여 뜸을 떠야 하는 시간이 침보다 더 소요되므로 침만큼 효과를 빨리 볼 수가 없지만, 약보다는 빠른 효과를 볼 수 있다. 세 번째인 약은 환자를 진맥하고 처방을 한 다음 약재를 배합하여 끓여 마시는데, 마신 후에도 소화 흡수되어야 효과를 나타내므로, 응급상황에서 빨리 대응하기가 힘들다.

침이 효과가 빨리 나타난다고 해서 침만을 사용할 수는 없다. 침은 침대로의 효과가 있고, 뜸은 뜸대로, 약은 약대로의 효과가 있기 때문이다. 침이 외부에서 인체를 자극하는 외과적 요법이라면, 약은 내부에서 장기를 자극하는 내과적 요법이라고 할 수 있다. 또한 침은 경락이 막혀 기혈이 원활하게 소통하지 못하는 질환의 치료에 뛰어나고, 약은 장부의 기혈이 허약하거나 육음의 사기가 침입한 질환을 치료할 때 뛰어난 효과를 가지고 있다. 지금부터, 한의학의 세 가지 치료방법에 대해 알아보자.

① 막힌 혈을 뚫어라, 침(針)

침은 바늘처럼 가늘고 긴 치료 기구다. 침은 석기시대부터 치료 도구로 사용된 오랜 역사를 갖고 있다. 돌이나 옥을 갈아서 송곳이나 쐐기 모양으로 만들어 피부를 자극하거나 얕게 찔러서 피를 내거나 고름을 짜내는 데 사용하였다.

침술은 손목이나 발목이 삔 것을 비롯하여 내과, 외과, 이비인후과, 안과 등 치료 범위가 매우 넓으며, 두통이나 어린아이의 경기, 졸도 등 급성 질환에 빠른 효과를 볼 수 있다. 또한 신경통이나 중풍과 같은 만성 질환에도 좋은 효과를 볼 수 있다.

침은 놓는 부위에 따라 귀에 놓는 이침(耳針), 얼굴에 놓는 면침(面針),

코에 놓는 비침(鼻針), 머리에 놓는 두침(頭針), 손에 놓는 수침(手針), 발에 놓는 족침(足針) 등이 있다. 이러한 침법의 원리는 인체의 각 부분(귀, 얼굴, 손, 발, 머리 등)에는 인체 전체를 표현할 수 있는 대응점이 있다는 것이다. 얼굴이나 귀, 손, 발에는 전신의 장기와 조직과 상응하는 혈(穴)이 있어, 인체의 어느 한 장기나 기관에 이상이 생기면 그것과 상응하는 손 또는 발의 일정 부위에 침을 놓아 자극함으로써 전신의 이상을 치료할 수 있다.

이침을 예로 들어 설명하면, 귀의 모양이 흡사 태아가 거꾸로 있는 형상과 같기 때문에 이를 기초로 하여 혈의 위치와 효능을 찾아낸 것이다. 현재 이침 요법은 통증 완화와 신경계, 내분비계 등의 병증에 효과가 있음을 보여주고 있으며, 이침으로 마취까지 할 정도로 발전하였다. 또한 담배를 끊게 하는 금연침에도 활용되고 있다.

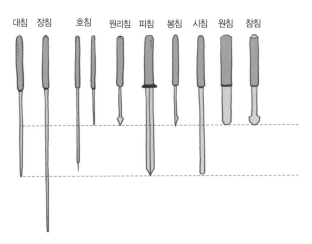

구침(九鍼) 한방 진료에서 사용하는 침의 종류

현대에 이르러 침술 요법도 발전하고 있다. 침과 약물(藥物)이 결합하여 경혈 부위에 약물을 주입하는 약침(藥針), 현대 과학기술과 결합한 전기침(電氣針), 레이저 침 등이 있다.

약침은 침을 놓는 주요 경혈에다가 한약재에서 추출한 성분을 주입하는 방법이다.

경혈은 침 자극만으로도 효과가 있지만, 여기에 특정 약물을 주입함으로써 약물의 효능을 겸하여 좋은 효과를 볼 수 있다.

전기침 개발은 유럽에서 먼저 이루어졌다. 프랑스 사람인 베를리오즈는 1816년 침 요법으로 신경통을 치료한 후, 침에 전류를 통하게 하면 보다 높은 치료 효과를 얻을 수 있을 것이라고 발표하였다. 1825년 역시 프랑스 사람인 샤르란디에르는 최초로 전기침을 응용하여 통풍과 신경계통 질환을 치료하였다. 전기침 요법은 수술 후나 분만 등 급만성 통증의 완화를 위해 응용되고 있으며, 자극량 조절이 가능하기 때문에 침술 마취에도 필수적으로 사용되고 있다.

레이저 침은 레이저 광선을 이용한 침 치료술의 일종으로 1970년대 초 구소련의 이뉴신 등이 아주 미약한 레이저를 피부에 쬐었을 때 국소의 혈관 확장, 진통, 소염 작용이 있음을 발견한 것이 레이저 침의 개발의 시초다. 레이저 광선을 경혈 부위에 쏘일 때, 레이저 광선 반

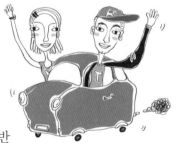

응과 전자장의 자극 작용이 체내 경락 계통에 변화를 주는 것인데, 불규칙한 기혈의 순환을 조절하고 생체 기능을 촉진시키는 것으로 알려져 있다.

레이저 침의 장점은 시술시 통증이 없다는 것이다. 일반적으로 침 치료 때에는 일정한 통증이 따르지만, 레이저 침은 민감한 사람의 경우에도 약간의 짜릿한 감각이 있을 뿐 통증이 없다.

② 온열로 기운을 보충해라, 뜸(灸)

뜸은 쑥과 같은 약물을 체표 위의 경혈 부위에 태우거나, 태운 김을 쏘여 온열(溫熱) 자극을 줌으로써 질병을 치료하는 방법이다.

뜸의 기원은 정확하게 알 수는 없으나 원시 시대부터 질병을 앓을 경우 불을 가까이 하면 증상이 소멸되거나 감소한 것을 경험하면서 시작되었을 것으로 추측된다.

뜸은 온열 자극을 주는 것이므로, 모든 한냉성 질환에 유효한데, 시술시 인체의 기운을 감소시키는 침과는 달리 기운을 보충해 주는 효능이 있어서 허약성 질환이나 만성 질환에 효력을 발휘한다. 그리고 조직 세포의 기능 촉진, 면역 강화, 적혈구의 혈색소 증가, 지혈, 진통, 병리 조직 제거 등의 작용이 있으며, 고혈압, 동맥경화증, 빈혈증, 위궤양, 두드러기 등에도 효과가 있다.

③약용 식물로 치료해라, 약(藥)

한의학에서 치료에 사용되는 약재를 한약재(韓藥材) 또는 본초(本草)라고 한다. 한약 또는 한약재는 양약에 대응하는 용어이며, 한의학에서는 전통적으로 본초라는 용어를 사용하고 있다. 자연에서 얻어지는 천연 산물인 식물, 동물과 광물로서 원형 그대로 또는 가공하여 인체의 질병 치료에 사용되는 모든 약재를 본초라고 한다.

그리고 본초를 연구하는 학문을 본초학이라고 하여 모든 한의과 대학에는 본초학교실이 있어 본초학을 연구하고 가르치고 있다. 일반인들에게는 본초라는 말이 생소할 것이다. 나는 본초학을 전공하고 있는데, 오래전에 명함을 찍은 일이 있었다. 명함 원고에 본초학이라고 분명히 적어주었는데, 나중에 명함을 찾아보니 목초학(木草學)이라고 되어 있었다. 잘못되었다고 지적했더니, 인쇄소 주인이 말하길 본초학이라는 말도 있느냐? 목초학을 잘못 쓴 줄 알았다고 했다.

약재를 본초라고 하는 것은, 약재의 대부분이 초본 식물이기 때문에 초본에 근본을 두고 있기 때문이다.

약학계에서도 한약재를 연구하고 있는데, 약학계에서는 생약(生藥)이라는 말을 사용하고, 생약을 연구하는 학문을 생약학이라 한다.

본초와 생약은 같은 약재이지만, 약재를 관찰하고 연구하는 방법에 근본적인 차이가 있다. 즉 생약은 약재의 성분 분석과 화학 구조의 파악에 중점을 두고 있는데 비하여, 본초는 기미론(氣味論)과 같은 한의

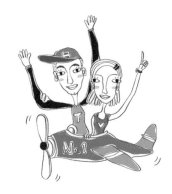

학 이론으로 파악하고 접근하고 있다.

이 세상에 존재하는 모든 식물은 나름대로 효능을 가지고 있다. 그러나 우리 인류가 식물의 효능을 알아내어 약재로 사용하는 경우는 그렇게 많지 않다. 우리나라에는 약 4,500여 종의 식물이 존재하는데, 이 가운데 효능이 알려져 약재로 사용될 수 있는 식물은 약 1,200여 종 정도 된다. 우리 인류가 식물의 새로운 효능을 알아내면 그만큼 약용 식물의 수는 증가할 것이다.

한의학에서 사용한 약재의 수는 지금도 계속 증가하고 있다. 지금부터 약 2,000년 전에 저술된 가장 오래된 본초학 서적인 〈신농본초경〉에는 365종의 약재가 수록되어 있었다. 이후 중국 남북조 시대에 저술된 〈명의별록〉에는 730종의 약재가 수록되어 있으며, 명대(明代)에 저술된 이시진의 〈본초강목〉에는 1,892종의 약재가 수록되어 있다. 그러나 이것이 끝이 아니다. 1970년대에 저술된 〈중약대사전〉에는 5,767종의 약재가 수록되어 있으며, 1999년에 저술된 〈중화본초〉에는 무려 8,980종의 약재가 수록되어 있어 약용자원이 급속도로 증가하고 있다.

약재의 성질과 효능을 밝혀라, 기미론(氣味論)

본초를 한방 임상에서 활용하기 위해서는 기미론을 떠나서는 불가능하다. 기미론은 약재의 성질과 효능을 설명하는 기본 이론이라고 할 수 있다. 기미론은 약재의 효능을 네 가지의 약성(藥性)과 다섯 가지의 맛으로 설명하는 이론이다. 네 가지의 약성은 약재의 차고 뜨거운 성질을 설명하는 한열온량(寒熱溫凉)이며, 다섯 가지의 맛은 산고감신함(酸苦甘辛鹹)이다. 기미론(氣味論)은 음양(陰陽)과 오행(五行) 이론을 기초로 하여 약물이 인체에 미치는 영향을 귀납하여 완성한 이론이다. 사기와 오미에 대해 자세히 알아보자

사기는 사성(四性)이라고도 하며, 한열온량(寒熱溫凉)의 4종 약성(藥性)을 말한다. 이것은 인체가 한열이 있는 것과 마찬가지로 약재에도 한열이 있어 인체에 대응하여 치료한다는 의미라고 할 수 있다. 쉽게 말하자면 인체가 뜨거운 질환이면 약재는 차가운 약재를 사용하여야 하며, 인체가 차가운 질환이면 약재는 뜨거운 약재를 사용하여야 한다.

사기는 음양에 입각한 약성의 분류체계로 인체에 미치는 생리 활성도를 대별하여 네 가지로 표현한 것이다. 여기서 온열(溫熱)은 양성(陽性)을 띠며, 한량(寒凉)은 음성(陰性)을 띤다. 그리고 열성(熱性) 약물과 한성(寒性) 약물은 그 작용이 강하고 온성(溫性) 약물과 양성(凉性) 약물은 작용이 완만한 차이가 있다.

열성 약물은 약물의 성장력이 왕성하고 번영하는 여름과 같은 기운을 갖고 있어서, 발열(發熱), 발한(發汗) 등의 작용이 강하다. 예를 들면 부자(附子)는 매우 뜨거운 성질의 약물로 인체가 매우 차가운 질환으로 손발이 차갑고, 아랫배가 차가운 경우에 사용할 수가 있다.

온성 약물은 만물이 발생하는 봄과 같은 기운을 갖고 있어서 발육(發育)을 위주로 하고, 완화(緩和), 강장(强壯), 보양(補陽), 안신(安神), 체온 상승 등의 작용이 강하다. 예를 들면 인삼(人蔘)은 따뜻한 성질이 있어서 원기(元氣)를 크게 보하고, 정신을 안정시켜 주는 효능이 있다.

한성 약물은 만물이 침장(沈藏)하는 겨울과 같은 기운을 갖고 있어서 살벌(殺伐)을 위주로 하고, 해열(解熱), 소염(消炎), 진정(鎭靜), 강화(降火), 설사(泄瀉) 등의 작용을 한다. 예를 들면, 황련(黃連)은 차가운 성질이 있어서 심화(心火)를 내려주고 구토를 치료한다.

양성 약물은 만물이 수렴(收斂)하는 가을과 같은 기운을 갖고 있어서 수렴(收斂)을 위주로 하고, 한성(寒性)보다 그 작용이 미약하여 보음(補陰), 지혈(止血), 강화(降火)시키고, 청열(淸熱) 작용이 있다. 예를 들면, 시호(柴胡)는 서늘한 성질이 있어 해열 작용이 있다.

오미는 산고감신함(酸苦甘辛鹹)의 다섯 가지 맛을 말하며, 오행 이론에 근거를 두고 있다. 또한 오장의 기능과 밀접한 관계를 갖고 있다.

산미(酸味)는 간(肝)에 배속되며, 수렴(收斂) 작용이 있다. 즉 흩어진 정기나 진액을 다시 거두어들인다. 매실(梅實)과 같이 신 맛이 강한 약재는 생각만 해도 침이 돋아 진액이 만들어진다.

고미(苦味)는 심(心)에 배속되며, 습(濕)을 없애고, 단단하게 하는 작용을 한다. 후박(厚朴)은 고미가 있어서 몸에 습사(濕邪)가 있는 것을 치료할 수가 있다.

감미(甘味)는 비(脾)에 배속되며, 이완(弛緩)과 조화(調和)시키는 작용을 한다. 감초(甘草)는 감미가 있어서 약방의 감초라는 말이 있을 만큼 거의 모든 처방에 배합되어 배합된 약물을 서로 조화시켜 주는 작용을 한다.

신미(辛味)는 폐(肺)에 배속되며, 체열을 발산(發散)하고 기(氣)를 소통시키는 작용을 한다. 고추와 같이 매운 것을 먹으면 몸이 뜨거워지며 체온이 방출되고, 호흡이 많아지는 것은 이 때문이다. 마지막으로 함미(鹹味)는 신(腎)에 배속되며, 단단한 것을 부드럽게 해주는 작용을 한다. 배추를 소금물에 담가두면 질긴 섬유질이 부드럽게 되는 것은 이와 같은 작용이다.

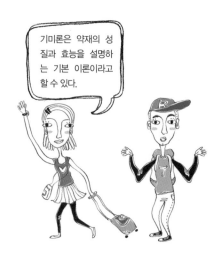

기미론은 약재의 성질과 효능을 설명하는 기본 이론이라고 할 수 있다.

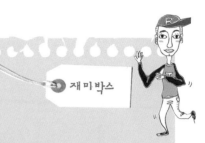

잘못 알려진 한방상식에는 어떤 것들이 있을까?

일상생활에서 널리 퍼져 있는 잘못 알려진 한의학 상식은 부지기수다. 잘못 알고 있는 지식은 차라리 모르는 것만 못하다. 잘못 알려진 한방상식에 대해 알아보고, 실수를 저지르는 우를 범하지 말자.

보약을 먹으면 살이 찐다?

일반적으로 한의학에서는 체내 기혈음양의 성쇠, 오장육부의 성쇠 등을 파악하여 성한 것은 덜어주고 허한 것은 보충함으로써 신체 음양의 균형을 잡아주어 몸을 온전하게 한다. 이때 허한 것을 보충하여 우리 몸의 균형을 잡아주는 약이 바로 보약이다.

기혈음양의 균형이 잡힌 상태에서는 살(기육)이 한쪽으로 편중되게 늘어나거나 줄어들지 않고 근골이 균형 잡힌 상태를 유지한다. 따라서 보약을 먹으면 살이 찐다는 것은 잘못 알려진 사실이다.

나쁜 피는 몸에 해롭기 때문에 뽑아야 한다?

많은 사람들이 부항을 뜨면 몸속의 나쁜 피가 빠진다고 생각하여 정기적으로 부항을 뜬다. 부항이란 유리컵처럼 생긴 기구로 공기를 빨아들이는 일종의 물리요법이다. 하지만 무분별하게 부항을 뜬다면 심각한 부작용을 일으킬 수 있다.

실제로 우리 몸 안에 해로운 피는 존재하지 않는다. 오히려 편중된 영양섭취, 과도한 다이어트, 노화에 따른 체내 혈액 부족 등으로 인해

빈혈과 영양불균형이 증가하고 있다.

또한 동의보감에서는 혈이 허한 경우에 출혈시키는 치료법을 금기할 정도로 피를 지나치게 소모하는 것은 간단한 치료를 통해 호전될 수 있는 증상을 더욱 악화시키고 정기를 소모시킬 수 있다고 한다. 따라서 필요한 경우에만 행해야 할 것이다.

사춘기 시절의 보약은 이성에 대한 생각이 많아져서 공부를 못하게 한다?

사춘기에 보약을 먹게 되면 2차 성장이 빨라지고 양기가 강해져서 공부하는 학생들은 이성에 빠지기 쉬우므로 절대 보약을 먹어서는 안 된다고 걱정들을 한다. 그러나 보약은 우리 몸의 정기가 허약한 것을 보충시켜주는 약이므로, 한창 성장하고 있는 사춘기의 청소년, 특히 과중한 학업에 시달리는 수험생에게는 더욱 보약이 필요하다.

보약은 기혈을 보충시켜 원만한 성장이 이루어지도록 도와주며, 정신적인 스트레스 즉, 기울(氣鬱)의 상태를 완화시켜 마음을 안정시키므로 집중력과 사고력을 높여준다.

보약복용은 특정한 시기가 정해져 있지 않다. 몸의 정기가 약해져서 정말로 보약을 필요로 할 때가 가장 적당한 시기다.

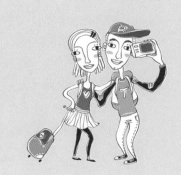

한의학, 의술을 향해
열정을 쏘다!

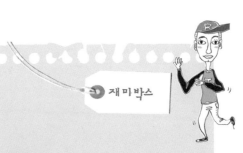

한약 복용 시 금기되는 음식을 먹어도 상관없다?

중국의 전설적인 명의인 편작은 '무당이나 미신을 믿고서 의사의 말을 듣지 않는 사람의 병은 치료할 수 없다'라고 하였다.

한의원에서 한약을 지을 때 금기되는 음식을 설명해 준다. 예를 들면 닭고기나 돼지고기를 먹지 마라 등의 금기를 지켜야 한다. 하지만 많은 사람들이 이에 주의를 기울이지 않는다.

만약 금기 음식에 무가 있다고 하자. 이것은 처방에 숙지황, 건지황, 생지황이 들어가 있다는 것을 의미한다. 이들이 무와 만나면 흐물흐물 녹아들어 최악의 상황이 발생할 수 있다.

궁합이 맞지 않는 음식을 권하는 의사는 없을 것이다. 따라서 금기되는 음식은 반드시 먹지 말아야 한다.

한약과 양약은 같이 복용하면 안 된다?

실제로 한약과 양약을 함께 복용했을 때 문제가 발생될 확률은 거의 없다. 한약과 양약 치료를 함께 하는 것이 대부분의 경우 도움이 되면 되었지 손해를 끼치는 경우는 거의 없다.

그래도 한약과 양약을 동시에 복용하는 것이 염려가 된다면 식사 후 30분에 양약을 복용하고, 그로부터 30분 내지 1시간 후에 한약을 복용하는 방법을 선택하면 된다.

우황청심환은 만병통치약이다?

어느 집이건 우황청심환 한두 알쯤 구비해 두고 있을 것이다. 많은 사람

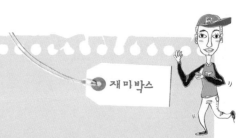

들이 우황청심환을 만병통치약으로 생각하는 경향이 있다. 물론 우황청심환은 호흡곤란, 정신불안, 급만성경풍, 인사불성 등의 증세에는 부작용이 없이 좋은 약효를 발휘하고 있다.

일반적으로 우황청심환은 뇌신경 흥분을 풀어내려 막힌 것을 소통되도록 하는 약으로 구급약으로 사용하면 좋다. 하지만 그 외의 신경통이나 숙취, 소화불량 등에 사용하는 것은 좋지 않다. 또한 단기간 사용하는 약이기 때문에 장기간 사용하는 것은 피해야 한다.

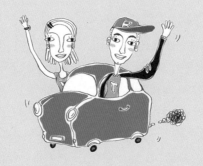

한의학, 의술을 향해
열정을 쏘다!

한의학의 치료 특성을 밝혀라!

이제까지 한의학의 병인, 진단, 치료방법 등에 대하여 알아보았다.
이러한 한의학의 치료 특성을 정리해 보기로 하자.

한의학은 예방의학이다!

〈춘추좌씨전〉에 '병입고황(病入膏肓)'이라는 고사성어가 있다. "병이
고황(膏肓)에 들었다."라는 이 말은 흔히 병세가 심하여져 치료가 불가
능한 경우가 되었을 때 사용한다. 중국 춘추시대 진나라 경공이 병이
들었을 때였다. 경공은 치료가 안 되자 무당을 불러 점을 치게 했다.
무당은 점을 치고 나서 억울하게 죽은 귀신에 씌어 병이 들었다고 말
했다. 경공이 어찌해야 하냐고 물었다. 그러자 무당은 "이미 늦었습
니다. 왕께서는 올해 나온 햇보리를 드시지 못할 것입니다."라고 대
답했다.

경공은 병이 더 깊어지자 이웃 진나라의 명의 고완을 초청하여 치료

하려고 하였다.

고완이 아직 진나라에 도착하기 전에 경공은 꿈을 꾸었다. 꿈에서 병마는 두 사람의 아이가 되어서 얘기하고 있었다. 한 아이가 "고완이 와서 치료한다고 하는데 고완은 훌륭한 의사다. 우리가 다칠까 두렵다. 어디로 도망칠까?"라고 말했다. 그러자 다른 아이가 "천하의 고완이라 할지라도 우리가 황(肓, 명치)의 위, 고(膏, 심장)의 아래에 숨어 들어가면 우리를 어쩌지 못할 거야"라고 대답했다.

고완이 와서 경공을 진맥을 한 뒤 말했다. "치료가 불가능합니다. 병마가 명치 위 심장 아래에 있기 때문에 침을 놓을 수도 없고 약을 써도 그곳까지는 미치질 못합니다."

경공은 꿈에서 본대로 고완이 이야기하자 고완이 비록 치료를 못하였어도 후한 예물을 줘서 돌아가게 했다.

그러나 경공은 바로 죽지는 않았다. 6월이 되어 햇보리가 나오자 경공은 보리밥을 짓게 한 뒤 무당을 불러 "너는 내가 햇보리를 먹지 못할 것이라고 말했는데 틀렸다."라고 말한 뒤 무당의 목을 자르게 했다. 그리고 수저를 들려고 하는데, 갑자기 복부가 팽만해지면서 거북스러웠다. 그래서 경공은 변소에 갔는데 그만 변소에 떨어져 죽고 말았다고 한다. 이처럼 병세가 키워져서 천하의 명의도 치료할 수가 없는 상태를 고황(膏肓)이라고 한다. 그러므로 병세가 나타나기 전에 치료해야지 이렇게 고황(膏肓)의 상태로 병세를 키우는 일이 없어야 할 것이다.

중국 고대의 전설적인 명의로 편작이 있다. 편작은 기원전 5세기 중국 전국시대에 살았으며, 다 죽었다고 생각한 괵나라 태자의 중병을 고쳐냄으로써 죽은 사람도 살려낸다는 명성을 얻었다. 이처럼 명성이 높은 편작에게 다음과 같은 이야기가 전해진다.

편작은 위나라 문왕과 다음과 같은 유명한 대화를 나누었다. 그 내용은 다음과 같다.

　문왕이 편작에게 물었다.

　"당신 집안의 삼형제 모두 훌륭한 의술을 가지고 있는데, 누가 가장 뛰어납니까?"

　"큰형이 가장 뛰어나고 그 다음이 둘째형이며, 제가 가장 뒤떨어집니다."

　"그렇다면 어찌 당신이 가장 유명하단 말이오?"

　"저의 큰형은 병세가 발작하기도 전에 그 원인을 제거하여 병을 치료합니다. 그러므로 일반 사람들은 무슨 병을 미리 치료하여 화근을 막았는지 느끼지 못합니다. 오직 저희 형제들만 알지요. 이런 이유로 그의 명성이 알려질 여지가 없습니다. 이에 비해 저의 둘째형은 병이 발작하는 초기에 치료합니다. 그래서 일반사람들은 그의 익술을 그저 작은 병을 치료할만한 정도로만 여깁니다. 이런 이유로 그의 명성은 그저 저희 고향마을에 소문이 날 정도입니다. 그러나 저는 병세가 아주 위중해진 다음에야 비로소 병을 치료합니다. 일반 사람들은 제가 환자에게 침을 놓고 피를 뽑아내며 피부에 약을 바르고 큰 수술을 하는 것을 모두 지켜보게 됩니다. 그래서 저의 의술이 가장 뛰어난 줄 여기고 저의 명성이 천하에 널리 알려지게 된 것입니다.”

“당신의 말이 참으로 타당하도다!”

한의학에서는 '상의(上醫)는 치미병(治未病), 중의(中醫)는 치욕병(治慾病), 하의(下醫)는 치이병(治已病)'이라는 말을 자주 사용한다. 의술이 뛰어난 훌륭한 의사는 치미병(治未病), 즉 병이 생기기 전에 치료하고, 중간쯤 되는 의사는 치욕병, 즉 병이 생기려고 할 때 치료하고, 의술이 좋지 못한 의사는 치이병, 즉 병이 이미 생긴 뒤에야 치료한다는 말이다.

의술이 뛰어난 훌륭한 의사일수록 몸과 마음을 잘 다스려 병이 드는 것을 미연에 방지한다는 말이다. 사실 병을 예방하는 것보다 병이 이미 생긴 것을 치료하는 것이 훨씬 어려울 것이다. 그런데도 왜 병을 예방하는 의사를 더 훌륭한 의사라고 하는 것일까? 대부분의 사람들은 건강할 때 건강을 지키는 데 소홀하고 병이 생긴 뒤에야 치료하려고 한다. 그리고 병을 미리 예방하는 것보다 죽을병을 치료하여야 용한 의사라고 생각한다. 이것은 호미로 막을 것을 키워서 포클레인을 동원하여 막는 것과 다를 바 없으니 어리석기 짝이 없다 하겠다.

한의학은 근본을 치료하는 의학이다 [치병구본(治病求本)]

〈황제내경〉에 '치병구본'이라고 하였다. 즉 병을 치료하려면 반드시 질병의 본질을 파악하고 치료를 진행하여야 한다는 뜻이다. 예를 들면, 두통이라는 하나의 증상은 외감(外感), 혈허(血虛), 어혈(瘀血) 등 많은 종류의 원인에 의해 생길 수 있으므로, 이들 원인을 찾아서 제거하여야만 치료할 수가 있다.

정기를 도와서 사기를 없앤다 [부정거사(扶正祛邪)]

질병의 발생과정은 모두 정기와 사기의 상호 투쟁과정이며, 사기가 정기를 이기면 병이 진전되고, 정기가 사기를 이기면 병이 치유된다. 따라서 정기를 도와 사기를 제거함으로써 치유 방향으로 전환시켜야 하는데, 이를 부정거사(扶正祛邪)라고 한다.

부정(扶正)이란 정기를 도와주는 약물이나 기타 치료방법을 사용하여 체질을 강화시키고 병에 저항하는 능력을 증가시켜 질병을 이기고, 건강을 회복하는 것을 의미한다. 정기가 허하면 보해야 하는데, 정기는 인체 구성 물질인 정, 신, 기, 혈 등이 부족하게 되면 허하게 되므로 이들을 적절하게 보하여 주어야 한다.

신경통 환자를 예로 들어보자. 신경통을 한의학에서는 비증(痺症)이라고 하며, 그 원인은 풍한습(風寒濕)이라는 육음(六淫)의 사기가 우리 인체에 침입한 것으로 인식한다.

그러므로 신경통을 치료하기 위해서는 풍한습(風寒濕)이라는 사기를 제거하여야 한다. 그러나 풍한습이 침입한다고 해서 모두 신경통이 생기는 것은 아니다. 기혈(氣血)이 왕성한 10대나 20대에 신경통이 생기는 경우는 매우 드물며, 대체로 40대 이후 나이가 들어 기혈이 쇠약해진 경우에 신경통이 발생한다.

이는 풍한습(風寒濕)이라는 사기는 정기가 튼실한 사람에게는 침입하지 못하고, 정기가 허약한 사람에게 쉽게 침입하기 때문이다. 그러므로 한의학에서는 신경통 치료에 단순히 풍한습을 제거하는 방법만을 사용하지 않고, 십전대보탕(十全大補湯)과 같이 정기를 보하여 주는 방법을 함께 사용하고 있다. 이처럼 한의학에서는 인체의 정기를 도와 치료하는 것을 매우 중요시 여긴다.

계절, 지역, 사람에 따라 치료 방법이 달라진다

같은 질병이라 할지라도 계절, 지역, 체질 등 서로 다른 조건에 따라 서로 다른 치료 방법을 택해야 한다. 계절에 따라 달라지는 것을 인시제의(因時制宜), 지역에 따라 달라지는 것을 인지제의(因地制宜), 사람에 따라 달라지는 것을 인인제의(因人制宜)라고 한다.

인시제의는 서로 다른 계절의 기후 특성을 참작하여 치료를 달리하는 것이다. 예를 들면, 여름철에 인체의 피부는 땀구멍이 열려 있고, 겨울철에는 피부가 닫혀 있기 때문에 같은 감기라 할지라도 겨울에는 땀을 많이 내어 치료할 수 있지만, 여름에는 땀을 너무 많이 나게 해서는 안 된다. 자칫 잘못하면 땀이 그치지 않고 진액(津液)이 빠져나가 오히려 병세가 더 심해질 수가 있다.

인지제의는 서로 다른 지리 환경을 참작하여 치료를 달리하는 것이다. 예를 들면, 같은 관절염이라 할지라도, 추운 북극 지방의 사람과 무더운 적도 지방의 사람을 같은 방법으로 치료할 수가 없다. 추운 지방에 사는 사람은 차가운 사기에 침입받기 쉬우므로 따뜻한 약물을 투약하여 몸을 따뜻하게 해주어야 하지만, 무더운 곳에 사는 사람은 더위와 습기에 손상되기 쉬우므로 더위와 습기를 제거하여 치료하여야 한다.

인인제의는 환자의 연령, 성별, 체질과 생활 습관 등을 참작하여 치료를 달리하는 것이다. 예를 들면, 성인의 약 투여량에 비하여 소아의 약 투여량을 적게 하고, 몸이 뜨거운 양체질(陽體質)의 사람들은 차가운 약을 사용하여도 좋지만, 몸이 차가운 음체질(陰體質)의 사람들에게는 차가운 약을 많이 사용하면 병세를 더욱 악화시킬 수가 있다.

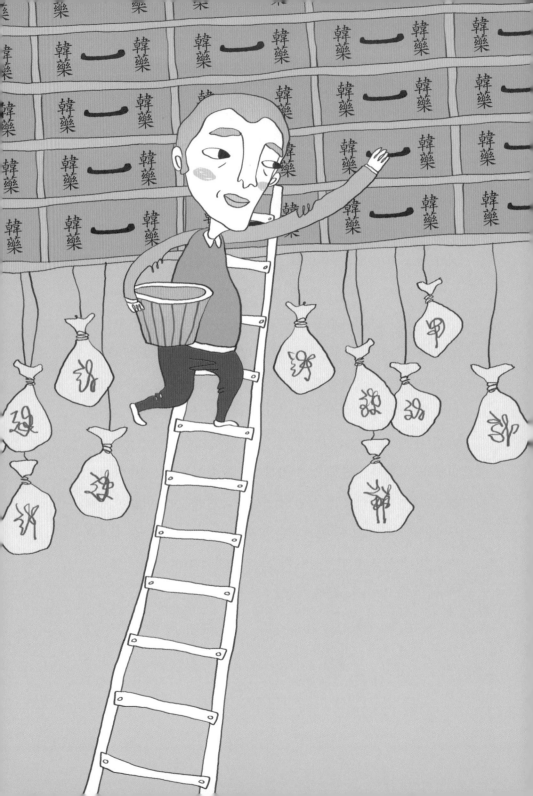

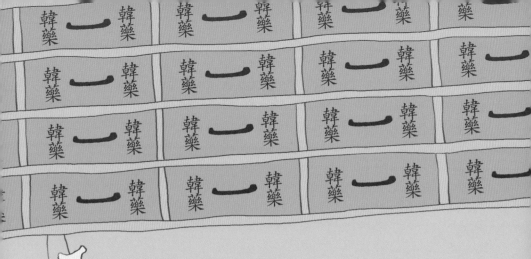

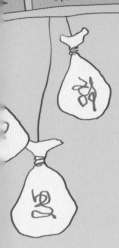

한의학으로
미래를 상상하다

1. 졸업 후 어떤 과정을 거쳐 한의사가 될까?

2. 세계로 나가는 한의학! 세계로 Go, Go!

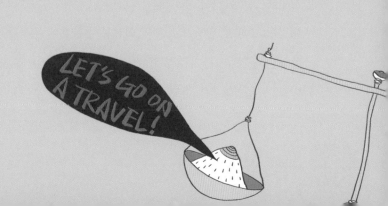

LET'S GO ON A TRAVEL!

졸업 후 어떤 과정을 거쳐 한의사가 될까?

한의과 대학을 졸업하면 남학생들은 병역 의무를 수행해야 하고, 병역이 해결된 학생들은 한방병원의 수련의 과정에 지원하여 전문의 과정을 받거나, 바로 한의원 개원을 준비할 수 있다. 그밖에 연구소나 공공기관 취업 등 다양한 진로가 있다. 자, 한의학 대학을 졸업하면 어떤 일을 하게 되는지 살펴보자.

한의대생들의 병역의무 수행법

건강한 대한민국 남자라면 누구나 병역의무를 수행하여야 한다. 한의과 대학을 졸업한 후 병역의무를 수행하는 길은 다양하다. 가장 흔한 경우는 군의관과 공중보건의로 입대하는 경우이며, 그밖에 한국국제협력단(KOICA) 활동으로 해외 의료봉사 활동에 종사할 수도 있다. 군의관의 경우, 한의과 대학을 졸업하고 입대하면 중위 계급을 부여받고, 전문의를 취득하고 입대하면 대위 계급을 부여받는다.

군의관보다 더 많은 경우가 공중보건의다. 공중보건의란 군 복무를 대신하여 일선 보건소에 배치되어 진료와 보건 사업을 수행하는 의사를 말한다. 농어촌 특별법에 의해 규정된 공보의 제도이기 때문에 서울을 제외한 지방에 있는 보건소에서 근무를 하게 되는데, 보건소에는 의사, 치과의사와 함께 배치된다.

공중보건의 가운데는 공공 연구기관에서 근무하는 경우도 있다. 한의학 연구원이나 식품의약품안전청, 보건산업진흥원 등 한의학 전문요원이 필요한 부서에 근무한다. 군의관이 군인 신분으로 국군 병원에서 군인들을 진료한다면, 공중보건의는 계약직 공무원 신분으로 일반인을 진료한다는 것이 다르다. 공중보건의의 복무기간은 36개월이다. 또한 코이카(KOICA : Korea International Cooperation Agency)라고 불리는 한국국제협력단에 들어가 해외에서 의료봉사 활동을 하는 방법으로 병역의무를 대체하기도 한다. 한국국제협력단에 대한 자세한 정보는 인터넷 홈페이지 www.koica.go.kr에서 얻을 수 있다.

필수코스! 수련의 4년

한방 전문의가 되려면 한방병원에서 수련의 과정을 이수하여야 한다. 수련의 과정은 인턴 1년과 레지던트 3년으로 되어 있다.

전문의란 무엇일까? 거리에 나가 병원을 보면 대부분 'OO정형외과', 'OO이비인후과' 와 같이 그 의사가 어느 과를 전문적으로 하는지 표시하고 있다. 앞으로는 한의원도 마찬가지로 이와 같이 바뀌게 된다. 이것을 한의사 전문의 제도라고 한다.

이 안에는 한방내과, 부인과, 소아과, 신경정신과, 침구과, 안이비인후피부과, 재활과, 사상체질과의 8개 전문과가 있다. 2002년 처음으로 자격시험을 시행했고, 이후 계속해서 전문의가 배출되고 있다.

자신의 이름을 건 병원

한의대를 졸업하면 열에 여덟, 아홉은 개원을 한다. 한의과 대학을 졸업하고 바로 개원하기 위해서는 대학 재학시절부터 임상에 관심을 갖고 준비를 하여야 한다. 졸업한 직후에는 아직 임상경험이 풍부하지 않기 때문에, 한의원 등에 일정기간 취업을 하며 임상 경험을 축적한 후 개원하는 경우가 많다.

요즘은 한의원 역시 전문 치료 영역을 표방하여 특화하는 경우가 많다. 소아과 전문 한의원, 비만 치료 전문 한의원, 아토피 피부 전문 한의원, 알레르기 비염 전문 한의원, 성장 전문 한의원 등처럼 말이다. 특화를 한다는 것은 그 분야에서 인정을 받는다는 것이므로 끊임없는 노력을 기울여야 성공할 수 있다.

그밖의 길, 연구원 등에 취업하기

한의학 연구는 한의과 대학이 있는 대학을 중심으로 이루어지고 있

한의학으로
미래를 상상하다

고, 국가 차원에서 한의학을 집중 연구하는 곳으로는 한국한의학연구원이 있다. 그러므로 한의학을 보다 더 깊이 연구하여 학문의 길을 걷고 싶다면, 대학에 조교로 남아 연구하거나, 한국한의학연구원 등 연구기관에 취업하면 된다.

한국한의학연구원은 지난 1994년 과학기술계 정부출연기관으로 문을 열었으며, 현재 대전에 위치해 있다. 한국한의학연구원은 한의학의 과학화, 세계화, 체계화를 위해 연구, 실험 등을 진행하고 이를 기술적으로 활용하는 기관이며, 연구원으로 한의과 대학 졸업생들이 많이 활동하고 있다.

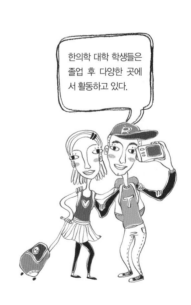

한의학 대학 학생들은 졸업 후 다양한 곳에서 활동하고 있다.

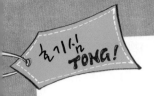

한국 국제협력단(KOICA) 소속의 국제협력한의사

한국국제협력단(KOICA)은 1991년 4월 정부출연기관(외교통상부 산하기관)으로 설립되었다. 정부차원의 대외 무상협력을 전담 실시하는 기관으로 우리나라와 개발도상국가와의 우호협력관계와 상호교류를 증진하고 이들 국가들의 경제사회 발전을 지원함으로써 국제개발협력을 증진하는 것을 그 목적으로 하고 있는 단체다.

어떤 자격을 갖춰야 할까?

한국국제협력단 소속의 국제협력한의사는 한의사 자격증 소지자 또는 자격취득 예정자로 병역법에 따라서 병역을 대신하여 국제협력한의사로 편입이 가능한 자에 한해 지원할 수 있다. 군의관이나 공중보건 한의사와 복무 기간이 같으며 36개월 활동기간 중 28개월 동안 해외에서 근무하게 된다.
한의사의 경우 반드시 전문의 자격증을 요구하지는 않지만 경쟁이 많은 편이므로 전문의 자격증이나 석사, 박사 학위 등을 소지하고 있는 편이 유리하다고 할 수 있다.

어떻게 선발하나?

현재 한의사가 파견되어 있는 국가는 우즈베키스탄, 카자흐스탄, 몽골, 에디오피아, 스리랑카 등이며 매년 말 한국국제협력단 홈페이지에 각 국가에 대해 지원자 공고를 하여 선발

한의학으로
미래를 상상하다

하고 있다.

선발은 1차 서류심사와 2차 면접으로 이루어지며 해외봉사에 대한 자질과 마음가짐 등을 기준으로 심사하고 있다. 또한 외국어에 능숙하다면 면접 시 가산점을 받을 수 있다.

국제협력한의사에 대한 대우는 어떠하나?

국제협력한의사에 대한 대우는 국내 급여로 위관급(경력에 따라 중위나 대위)의 보수를 지급받으며, 그 외에도 현지 생활비, 가족 수당과 함께 주거를 제공받는다. 보통 현지에서 방 3개의 깨끗한 아파트 정도에 거주할 수 있다. 국제협력한의사는 계약직 공무원으로 현지에서는 외교 공무원에 준하는 신분을 보장받는다.

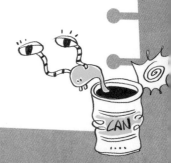

세계로 나가는 한의학!
세계로 Go, Go!

지금은 글로벌 시대로 전 세계가 함께 움직이고 있다. 미국과 유럽 등 전 세계 각국에 많은 한의사들이 진출하고 있다. 세계보건기구(WHO)에서는 각국 보건담당 부서에 전통의학과 보완대체의학을 제도화하고 국민 보건에 참여할 기회를 제공하라고 권유하고 있기 때문에 한의학의 해외진출은 전망이 매우 밝다. 해외에 진출하기 위해서는 해외 각국의 보완대체의학 시장을 잘 파악하여 준비해야 할 것이다.

해외에 진출한 한의사들의 활동 분야는 매우 넓다. 해외에 진출해 현지인들에게 한국의 한방 의술을 시행하는 선배 한의사의 활동을 살펴보고자 한다.

한의학으로
미래를 상상하다

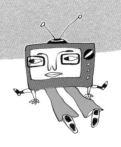

이탈리아에 있는 조철호 박사 이야기

침술 등 대체의학에 대한 관심이 높은 유럽에 진출한 경우를 살펴보자. 조철호 박사는 1983년에 경희대학교 한의과 대학을 졸업하고 이탈리아의 제노바 국립 의과 대학에 유학하여 1989년 내분비내과 전문의를 취득하였으며, 의학박사 학위까지 취득하였다.

우리나라의 의과 대학은 매 학년 취득해야 할 학점에서 하나라도 취득하지 못하면 유급을 하여 다시 한 학년을 이수하여야 하는데, 이탈리아의 의과 대학은 우리나라와 달리 학점은행제와 비슷하여, 자기 능력껏 학점을 신청하여 취득할 수 있으며, 몇 년이 걸리든 의과 대학 졸업에 필요한 정해진 학점을 이수하면 졸업이 가능했기 때문에 조 박사는 초기의 언어 장벽을 무사히 극복하고 의과 대학을 졸업할 수 있었다.

조 박사는 이탈리아 의사 면허를 취득한 후, 줄곧 이탈리아에서 병원을 차리고 진료하고 있다. 조 박사가 이탈리아에서 의사면허를 취득했던 20여 년 전에는 유럽에 동양의학이나 침술 등이 아주 미미하게 알려져 있었지만, 지금은 의과대학을 졸업한 의사들이 중국의학원을 다시 다녀서 동양의학을 배우는 의사들이 넘쳐나고 있다고 하였다. 특히 최근에는 이탈리아 외무부 장관이 한방병원 설립을 중국에 정식으로 요청하기도 하였다고 한다.

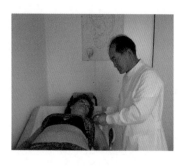

조 박사는 양한방을 모두 전공하여 진료하고 있기 때문에, 이탈리아의 동료나 후배 의사들로부터 부러움을 받고 있으며, 환자들로부터 존경을 받고 있다고 한다. 특히 침술 등에 대한 실력을 인정받고 있어 난치병이나 특별한 치료가 필요한 경우에는 조 박사에게 환자를 의뢰하여 한의학을 전공한 의사로서 더욱 보람을 느낀다고 한다.

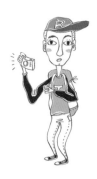

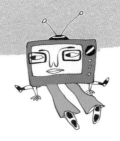

스리랑카에 파견된 한의사,
한규언 박사 이야기

한규언 박사는 우리나라 외교통상부 산하의 한국국제협력단 (KOICA) 소속으로, 스리랑카에서 정부 파견 한의사로 활동하고 있다. 한 박사는 1981년 경희대학교 한의과 대학을 졸업하고 한국에서 진료활동을 하다가, 가난한 사람을 위한 봉사활동에 뜻을 두고 2004년부터 스리랑카에서 봉사활동을 하고 있다. 한국과 스리랑카 양국 간의 우호 증진에 크게 기여하고 있다.

스리랑카는 열대지방이라 1년 내내 날씨가 덥고 습하며 무더위로 인한 땀띠와 피부병, 모기에 물려서 발생하는 열병이나 풍토병과 싸워야 하는 어려움이 있기 때문에 봉사 정신이 없으면 아무나 할 수 있는 일이 아니라고 한다.

한 박사는 스리랑카의 수도인 콜롬보에 위치한 국립 아유르베딕 교육병원 내에 '코리안 클리닉'을 개원하여 스리랑카 현지인들을 대상으로 1일 평균 100명 내외의 환자들을 진료하고 있다. 그리고 3개월에 한 번은 정기적으로 의료시설이 더욱 열악한 시골 오지를 선정하여 3일 혹은 4일간 순회진료를 시행하고 있다고 한다. 또한 한 박사는 스리랑카의 아유르베딕 전통의사들에게 한국의 침구 경혈학을 강의하여 침술을 교육시켜 우리 한의학을 전파하는 일도 하고 있다.

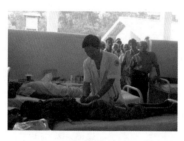 스리랑카에도 인도로부터 영향을 받은 아유르베딕 이라는 전통의학이 있는 데, 아유르베딕 의학에는 한약을 사용하여 치료하 는 것은 있지만 침술이 없

기 때문에 아유르베딕 의사들은 침술을 배우기 위해 노력하고 있 다고 한다. 한 박사는 한방 의술로 많은 현지인들을 진료하고, 스 리랑카 전통의사들에게 침술을 강의하는 일이 말할 수 없는 보람 이고 기쁨이라고 한다.

 한의학으로
미래를 상상하다

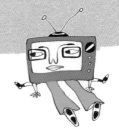

우즈베키스탄에서 병역의무로
진료활동을 시작한 문성호 박사 이야기

한국국제협력단(KOICA)의 정부 파견 한의사는 한 박사와 같은 민간인뿐만 아니라 병역의무를 대체해서 파견되는 경우도 있다. 문성호 박사는 1997년 가천대학교 한의과 대학을 졸업하고 수련의 과정을 거쳐 전문의를 취득한 후, 2002년부터 3년 동안 우즈베키스탄의 수도인 타시켄트에서 병역의무로 진료활동을 했다.

타시켄트의 제1국립 의과 대학에는 1997년 대한한의사협회의 후원으로 한-우 친선 한방병원이 설립되어 있는데, 문 박사는 이 병원에서 근무했다. 현지인들의 한의학에 대한 호응은 대단해서, 일례로 1년에 1회 진료 예약을 받는 날에는 진료를 받고자 하는 수천 명의 환자들이 모여들어 하루에 100명의 환자를 본다고 해도 환자 수가 향후 1년 6개월 이상 진료해야 할 정도로 많았다고 한다.

현지인들은 기름진 음식을 많이 먹고 날씨가 건조하기 때문에 심혈관계 질환과 호흡기계 질환 환자들이 많으며 그밖에도 근골격계, 신경계, 소화기계, 비뇨기계 등의 환자도 많다. 또한 내륙 국가이기 때문에 해조류를 통한 요오드 섭취가 힘들어 많은 사람들이 갑상선 질환에 시달리고 있다고 하였다. 문 박사 역시 현지 국립의과 대학생들을 대상으로 한의학 강의도 병행하였는데, 우즈

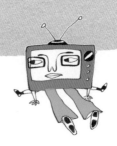

베키스탄은 구소련 교육의 영향을 많이 받고 있어 학생들이 경혈
과 침술에 대한 약간의 이해를 하고 있고, 관심이 크다고 했다.
이처럼 한의학은 전 세계적으로 역할이 인정되고 있어 한의사의
해외 진출은 다양한 방법으로 이루어진다고 하겠다.

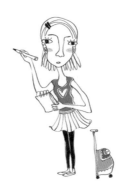

한의학으로
미래를 상상하다

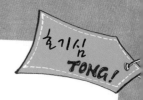

한의학과, 한약학과, 한약자원학과는 어떻게 다를까?

요즘 우리 주변에는 '한방'이라는 이름이 곳곳에서 사용되고 있다. 한방 화장품, 한방 사우나, 한방 한우 등 한방이라는 이름을 사용하는 상품이 많다. 한방이라는 이름을 사용하면 그만큼 소비자들의 신뢰가 높아지기 때문일 것이다. 이러한 한방에 대한 신뢰와 선호도를 반영하듯 대학에도 각종 한방 관련 학과가 많이 생겼다.

한방 관련 학과 가운데 보건복지부로부터 면허나 자격증을 받을 수 있는 학과로는 한의학과와 한약학과, 한약자원학과 등이 있다. 한의학과를 졸업하면 한의사가, 한약학과를 졸업하면 한약사가, 한약자원학과를 졸업하면 한약도매관리자가 된다.

한약학과는 현재 경희대, 우석대, 원광대에 있다. 졸업 후 한약사 국가시험에 합격하면 졸업 후 한약사가 될 수 있다. 약사들이 양약을 취급하듯 한약사들은 한약을 취급하여 국민 보건에 종사하는 것이다.

한약자원학과를 졸업하면 한약도매관리자 자격증을 얻는다. 한약도매관리자 자격증은 한약재 도매상을 하기 위해 필요하다. 한약도매관리자는 보건

	한의학과	한약학과	한약자원학과
교육과정	6년(예과2년+본과4년)	4년	4년
면허증(자격증)	한의사 면허증	한약사 면허증	한약도매관리자 자격증 (졸업과 함께 자동 취득)

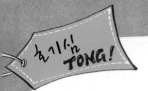

복지부장관이 인정하는 대학의 한약 관련 학과를 졸업해야 한다.
원래는 대전 중부대, 순천대, 목포대의 한약자원학과 졸업자만 한약도매관리
자 자격증을 받을 수 있었지만, 2008년부터는 한약 관련 학점을 일정하게 취
득한 학과는 모두 인정된다.

한의학으로
미래를 상상하다

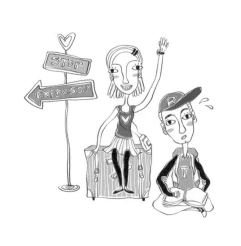

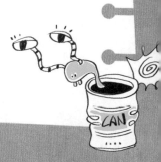

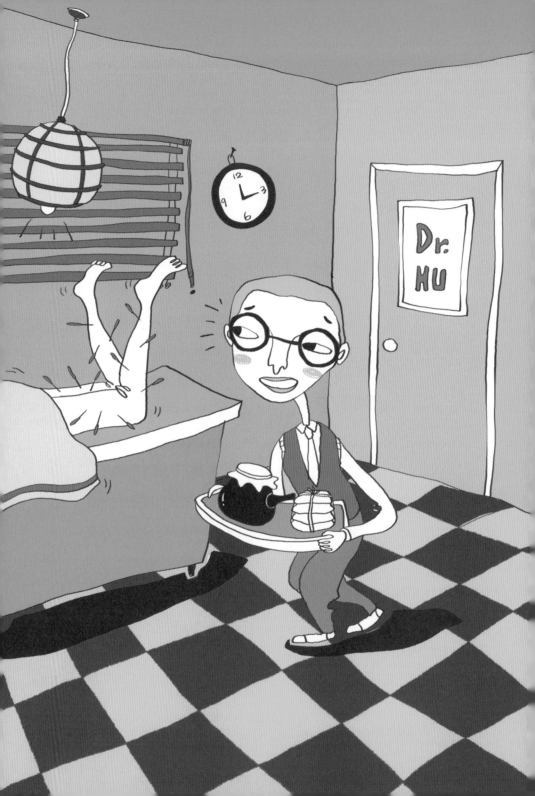

이 교수님의
학문 이야기

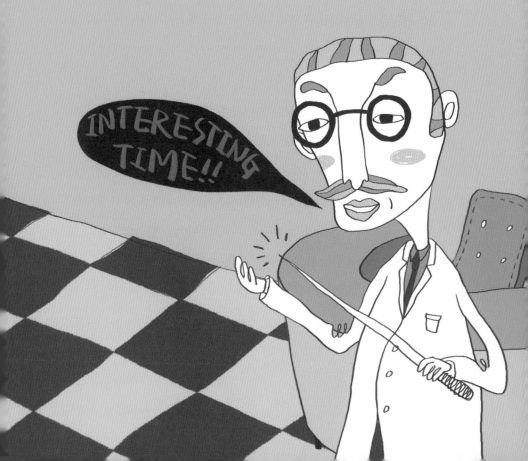

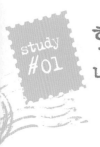

한의학과의 만남,
나를 이끌어준 감사한 우연들

우리는 살아가는 과정에서 숱한 갈림길을 만나게 되고 그때마다 어느 한 길을 선택해야만 한다. 결코 자신의 의지를 갖고 선택하지 않았다 할지라도 결과적으로는 순간순간 어느 한 길을 선택해서 지나간 것과 마찬가지일 것이다. 그리고 어느 길을 걸었느냐에 따라 삶에 대한 평가가 달라진다. 그런 점에서 내가 한의과 대학에 입학하고, 대학 졸업 후에 본초학(本草學)을 전공한 것은 내가 감사한 마음으로 살아갈 수 있는 선택이었다고 여긴다.

내가 고등학교 3학년이던 1973년은 사회적으로 한의학에 대한 관심이 매우 높아지기 시작한 때였다. 그 무렵은 미국을 중심으로 하는 서방세계와 구소련을 중심으로 동구 사회주의 세계가 치열하게 각축을 벌이던 냉전 시기였다. 바로 그 시절인 1972년 2월에 미국의 닉슨 대통령이 죽의 장막으로 알려진 중국을 방문하였는데, 방문 그 자체만으로도 세계의 이목이 집중되었다. 동서 냉전 체제가 무너지는 시작

이 교수님의
학문 이야기

이었다. 그리고 죽의 장막에 가려져 있었던 중국의 여러 모습이 세계에 알려지기 시작했다.

그중 닉슨 대통령 앞에서 이루어진 중국의 침술 마취가 세계의 큰 관심을 끌었다. 침 시술을 통해 통증을 없애줌으로써 마취약의 부작용 없이 수술을 하는 모습은 동양의 신비한 전통의술이 세계에 널리 알려지는 계기가 되었다. 그리고 의학 전문가들은 한의학이 인류 건강에 크게 기여할 것이라고 평가하였다. 만일 닉슨의 중국 방문이 없었더라면, 그리고 한의학이 일반인들에게 높은 관심을 끌지 못했더라면, 나 역시 한의학이라는 학문에 관심을 가질 기회가 없었을지도 모르겠다.

한의과 대학에 입학하자 선배들이 신입생들을 상대로 서로 자기들의 동아리에 가입하라며 치열하게 홍보했는데, 나는 본초학회(本草學會)라는 학술동아리에 가입하였다. 본초학회는 정기적으로 산과 들로 약초 채집을 다니고, 채집 후에는 막걸리로 목을 축이며 선후배의 정을 돈독히 할 수 있다는 말에 유혹된 것이다. 내가 지금 본초학 교수의 길을 걷고 있는 것은 오직 이때 선택한 본초학회 동아리 활동의 결과가 아닌가 생각한다.

내가 본초학회 동아리 활동을 하기 전에는 약초에 대한 지식은 말 그대로 하나도 없는 백지 상태였다. 산을 볼 수 없었으니 약초를 알 리가 없었다. 나는 김제 만경 평야의 넓은 들

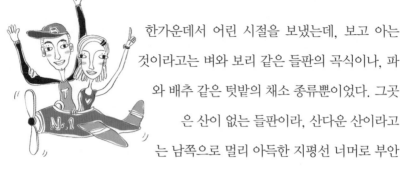

한가운데서 어린 시절을 보냈는데, 보고 아는 것이라고는 벼와 보리 같은 들판의 곡식이나, 파와 배추 같은 텃밭의 채소 종류뿐이었다. 그곳은 산이 없는 들판이라, 산다운 산이라고는 남쪽으로 멀리 아득한 지평선 너머로 부안군의 변산이 보였을 뿐, 다른 방향으로는 그저 넓은 들이었다.

나에게 산은 어린 시절 동경의 대상이었다. 초등학교 시절이면 누구나 그랬듯이 소풍날을 손꼽아 기다렸다. 바닷가에 있는 망해사라는 절로 소풍을 자주 갔는데, 망해사는 산과 바다를 함께 볼 수 있어 좋았다. 망해사가 있는 진봉산은 어린 시절의 기억으로는 정말 높은 산인 것 같았는데, 지금 책을 찾아보니 높이가 겨우 72m라고 되어 있다.

본초학회 동아리에서는 여름방학 때면 설악산이나 오대산과 같이 큰 산이나 제주도나 울릉도와 같은 섬으로 일주일 정도의 장기 채집을 가곤 했다. 지금도 매년 여름방학 때 갔던 채집 활동이 주마등처럼 스쳐 가는데, 특히 예과 1학년 여름방학 때, 지도교수님이신 안덕균 교수님의 지도 아래 학우들과 설악산으로 갔던 본초채집을 결코 잊을 수가 없다.

난생처음으로 높은 산을 올라간 것도 경이로운 일이었고, 산에서 보고 배운 수많은 약초들은 나에게 강렬한 기억으로 남아 있다. 설악산 본초채집은 내가 본초채집에 더욱 흥미를 갖고 활동할 수 있게 했으며, 대학을 졸업하고 대학원에 진학할 때, 본초학을 전공하는 계기가

이 교수님의
학문 이야기

되었다.

한의과 대학을 졸업하면 많은 학우들이 진로를 고심하여 선택한다. 병역 의무를 수행하는 사람도 있고, 대학병원에 남아 수련의를 지원하는 사람도 있으며, 바로 개원하여 한의원을 차리는 사람도 있다. 길은 달라도 대체로 환자를 보고 진료하는 임상의 길을 걷게 된다.

그리고 나처럼 기초학 교실에 남아 조교의 길을 걷는 사람도 있다. 기초학 교실은 내과나 부인과, 소아과처럼 직접 진료하는 임상과목은 아니지만, 임상을 하기 위해서 의사로서 반드시 알아야 할 기초학문을 연구하는 교실이다. 한방 임상을 하기 위해서는 약을 알아야 하고, 침을 놓을 줄 알아야 하고, 인체의 생리나 병리, 조직 등을 잘 알아야 한다.

약을 연구하는 본초학, 침을 연구하는 경혈학, 인체의 생김새를 연구하는 해부학, 인체 생리를 연구하는 생리학, 인체 병리를 연구하는 병리학 등은 모두 기초학으로 의사가 되기 위해서는 반드시 알아야 할 학문이다. 세상 모든 일이 그렇듯 기초가 튼튼해야 한다. 기초의 중요성은 아무리 강조해도 부족함이 없다. 그런데도 기초는 쉽게 드러나지 않기 때문에 소홀하기 쉽다. 그 결과 삼풍백화점이 무너지고, 성수대교가 무너지는 경험도 했다. 학문도 마찬가지다. 기초학이 튼튼해야 임상도 발전하게 된다.

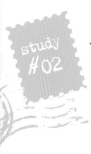

본초학의 매력에 빠지다

나는 경희대학교 한의과 대학 본초학 교실에서 3년 동안의 조교
생활과 대학원 석박사 과정을 거치면서 본초학을 연구하였다. 나의
박사학위 논문은 〈황금(黃芩)〉에 대한 연구였다. 황금이란 약재는 재
배한 지 대체로 3년 이상이 되면 속이 썩기 시작하여 속썩은풀이라는
이름을 갖고 있다. 한의학에서는 예전부터, 2년 미만의 속이 충실한
황금은 자금(子芩)이라 하여 대장의 질환을 치료하고, 3년 이상의 속이
썩은 황금은 고금(枯芩)이라 하여 폐의 질환을 치료한다고 구별하였
다. 때문에 채취시기에 따른 성분의 변화와 효능의 차이를 알아볼 필
요가 있었다.

본초학은 연구 대상 범위가 매우 넓다. 약재의 기원(基原 : 약물로 사용
할 수 있는 원 식물이나 동물, 광물)을 밝히고, 약재의 진위 여부를 감정
해야 하는 감정학(鑑定學), 약재의 효능을 높이기 위해서 적절한 방법
으로 가공하고 변형시키는 쪼제학(炮製學), 약재를 임상에 활용하기

이 교수님의
학문 이야기

위해 약재의 성미(性味)와 효능을 연구하는 기미론(氣味論)과 효능론(效能論) 등이 있는데, 약재를 대상으로 하는 것은 모두 본초학의 범위에 해당한다고 볼 수 있다.

내가 대학을 다니던 시절에는 한의과 대학이 경희대학교와 원광대학교 두 곳에만 있었지만, 조교 시절에는 곳곳에 한의과 대학이 신설되고 있어 기초학 교수 요원들이 많이 필요하게 되었다. 나는 조교 생활을 마치고 대전대학교 한의과 대학의 본초학교실 전임강사로 부임하게 되었으며, 신설 한의과 대학의 틀을 갖추는 데 나름대로 노력하였다. 선배가 없던 학생들에게는 교수로서의 역할뿐만 아니라, 선배 역할도 하면서 초년병 교수시절을 보냈다.

8년 동안의 대전대학교 시절을 보내고, 지금의 경원대학교로 옮겨 계속 본초학을 강의하고 연구하고 있다. 나는 우수한 한약재를 재배, 유통시킴으로써 한약재의 품질을 높이는 데 많은 관심을 갖고 연구하고 있다. 한약재의 진위를 구별하기 위해서는 한약재의 형태를 연구하여, 위품과의 차이점을 알아낼 필요가 있으므로, 이 부분에 대한 연구를 많이 하였다.

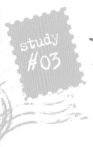
무한한 발전을 할 한의학,
내 작은 기여에 대한 보람

나는 기초학을 전공하고 있는 관계로 본초학뿐만 아니라 한의학
전반의 교육에 많은 관심을 갖고 있다. 한의과 대학의 교육은 궁극적
으로 훌륭한 한의사를 양성하는 데 있다. 한의사가 되기 위해서는 한
의사 국가시험에 합격하여 한의사 면허를 취득하여야 한다. 그러므로
한의과 대학의 교육은 상당 부분 한의사 국가시험을 통해서 방향이
정해진다. 한의사 국가시험의 출제 방향과 난이도 수준은 한의과 대
학의 교육에 커다란 영향을 미칠 수밖에 없다. 나는 한국보건의료인
국가시험원의 한의사 시험위원장을 6년 동안 수행하면서 한의사 국가
시험의 방향 설정에 어느 정도의 역할을 하였다.

또한 어느 학문이든지 학술 용어의 표준화는 학문을 하는 데 필수적
인 작업이라고 할 수 있다. 어떤 사실 하나를 서로 달리 표현한다든지,
또는 같은 단어를 서로 달리 해석한다면 학문적인 혼선을 빚어 학문
이 발선할 수가 없다.

그러나 한의학은 시간적으로는 2,000년을 넘는 긴 기간 동안 발전해왔으며, 공간적으로는 우리나라와 중국, 일본 등 광범위한 지역에 분포되어 있기 때문에, 사용되는 용어가 통일되지 못한 경우가 많았다. 그래서 한의과 대학의 교재나, 한의사 국가시험 출제에 사용되는 용어도 통일될 수가 없어서 표준화된 한의학 용어집의 발간은 매우 절실하였다.

나는 대한한의학회의 한의학용어제정위원장을 맡아, 2006년에 약 6년의 작업 끝에 〈표준한의학 용어집〉을 발간하여 마무리하였다.

이 〈표준한의학 용어집〉은 부족한 점이 많지만, 처음으로 발간된 한의학 용어집이기 때문에 이를 바탕으로 수정 보완 작업이 이루어지면 한의학 용어의 통일에 크게 기여할 것으로 생각된다.

지난 20여 년 동안 한의학은 학문적으로 매우 큰 발전을 이룩하였다. 한의과 대학에 입학하는 학생들의 입학 수준은 매우 높고, 정부와 사회의 한의학에 대한 지원도 크게 늘어났다. 한의학은 앞으로도 학문적으로 계속 발전할 것이다.

그러나 아직도 한약은 달여서 먹는 불편이 있고, 한약재의 품질에 대한 국민의 요구 수준이 높아지고 있다. 다시 말해서 농약이나 중금속 같은 위해성이 없는 안전하면서 효능이 좋은 약을 간편하게 복용할 수 있는 약물을 개발하는 연구가 계속 이루어질 필요가 있다. 본초학을 전공하고 있는 나로서는 지속적으로 관심을 갖고 있을 계획이다.

나는 멀리 초등학교를 입학한 이후 이제껏 학교라는 울타리 속에서만 살아 왔다. 대학 입학시험에 실패하고 재수를 하기도 하였지만, 그때에도 학원이라는 곳에서 학교 못지않게 규칙적인 공부를 하였으니 평생 학교에 있었다고 해도 그리 틀린 말은 아닐 것이다. 학교 울타리에 갇혀 지냈다는 것이 자랑거리는 아니겠지만 나 스스로는 정말 큰 행운이라고 생각하며 감사한 마음으로 살아가고 있다.

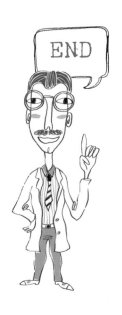

이 교수님의
학문 이야기

한의학 관련 용어 뜻풀이

간문맥(肝門脈) 간(肝)과 장(腸)에 퍼져 있는 정맥(靜脈). 다른 정맥계(靜脈系)가 모세 혈관을 하나만 이루는 것과는 달리, 간과 장에서 두 번 모세 혈관으로 나누어 갈라진다.

간화(肝火) 간기(肝氣)가 지나치게 왕성하여 생기는 열. 머리가 아프고 어지러우며 얼굴과 눈이 붉어지고 입이 쓰며 마음이 조급해지고 쉽게 노한다.

경락(經絡) 인체 내의 경맥과 낙맥을 아울러 이르는 말. 전신의 기혈(氣血)을 운행하고 각 부분을 조절하는 통로이다. 이 부분을 침이나 뜸으로 자극하여 병을 낫게 한다.

고황(膏肓) 심장과 횡격막의 사이. 고는 심장의 아랫부분이고, 황은 횡격막의 윗부분으로, 이 사이에 병이 생기면 낫기 어렵다고 한다.

구갈(嘔渴) 욕지기와 갈증을 아울러 이르는 말.

기공(氣功) 본디 기해단전(氣海丹田)의 공력이라는 뜻으로, 단전호흡을 달리 이르는 말

기혈(氣血) 기와 혈을 아울러 이르는 말.

노권상(勞倦傷) 지나치게 피로하거나 권태로 인하여 맥이 풀리고 열이 나며 말과 동작이 느려지고 속이 괴로운 병증.

단전(丹田) 배꼽 아래로 한 치 다섯 푼 되는 곳. 아랫배에 해당하며 여기에 힘을 주면 건강과 용기를 얻는다고 한다. ≒제하단전·하단전.

담음(痰飮) 체내의 수액(水液)이 잘 돌지 못하여 만들어진 병리적인 물질. 혹은 그 물질이 일정 부위에 몰려서 나타나는 병증. ≒담수(痰水).

독맥(督脈) 기경팔맥의 하나. 회음부에서 시작하여 등의 척추 중앙선을 따라 위로 올라 목을 지나 머리 정수리를 넘어 윗잇몸의 중앙에 이르는 경맥이다.

변증론치(辨證論治) 병의 강약과 환자의 체력을 살펴서 최선의 치료법을 결정하는 진단치료법

병변(病變) 병이 원인이 되어 일어나는 생체의 변화.

부비강(副鼻腔) 두개골에 있는 공기구멍. 상악동, 전두동, 사골동 따위로, 얇은 끈끈막으로 싸여 있다.

비강(鼻腔) 콧구멍에서 목젖 윗부분에 이르는 코 안의 빈 곳. 냄새를 맡고, 공기 속의 이물을 제거하며, 들이마시는 공기를 따뜻하게 하는 작용을 한다.

사상의학(四象醫學) 조선 고종 때의 학자 이제마의 한의학설. 사람의 체질을 태양인, 태음인, 소양인, 소음인으로 나누어 각각의 체질에 맞게 약을 써야 한다는 이론이다.

삼초(三焦/三膲) 1 상초(上焦), 중초(中焦), 하초(下焦)를 통틀어 이르는 말. 상초는 횡격막 위, 중초는 횡격막과 배꼽 사이, 하초는 배꼽 아래의 부위에 해당한다. 2 인체의 수분 대사를 관장하는 기관.

상극(相剋) 두 사물이 서로 맞서거나 해를 끼쳐 어울리지 아니함. 또는 그런 사물. 오행설에서, 금(金)은 목(木)과, 목은 토(土)와, 토는 수(水)와, 수는 화(火)와, 화는 금과 조화를 이루지 못함을 이르는 말.

상생(相生) 음양오행설에서, 금(金)은 수(水)와, 수는 목(木)과, 목은 화(火)와, 화는 토(土)와, 토는 금(金)과 조화를 이룰 수 있다는 말.

서병(暑病) 여름에 날씨가 몹시 더워서 생기는 병. 고열로 목이 마르고 땀이 많이 나며 거품 섞인 대변을 본다. ≒서증(暑症).

설태(舌苔) 혓바닥에 끼는 흰색이나 회색, 황갈색의 이끼 모양 물질. 열병(熱病), 소화기병(消化器病), 또는 다른 심각한 병으로 말미암아 벗겨진 혀의 껍질이 쌓인 것이다.

숙지황(熟地黃) 생지황을 아홉 번 찌고 햇볕에 아홉 번 말려서 만든 약재. 보혈(補血) · 보음(補陰)하는 효능이 있어 여러 가지 허손(虛損)과 통경(通經)의 치료와 강장제로 쓰

이 교수님의
학문 이야기

인다.

습병(濕病) 습사(濕邪)로 인하여 생기는 병. 원인에 따라 저리고 붓는 따위의 여러 증세가 있다. ≒ 습증(濕症)

습사(濕邪) 습기가 병의 원인으로 작용할 때를 이르는 말.

심포(心包) 심장의 외막(外膜). 기혈(氣血)이 지나는 통로인 낙맥(絡脈)이 연결되어 있으며 심장을 보호하고 심장의 기능을 돕는 작용을 한다.

양생(養生) 병에 걸리지 아니하도록 건강관리를 잘하여 오래 살기를 꾀함.

어혈(瘀血) 타박상 따위로 살 속에 피가 맺힘. 또는 그 피.

요골동맥 위팔 동맥에서 갈라져 나와 아래팔 바깥쪽으로 내려가 손바닥에 이르는 동맥. 손바닥에서 척골 동맥의 말초와 만나 깊고 얕은 두 개의 동맥궁을 만든다. 손목 부분에서 요골과 피부 사이를 지나므로 이곳에서 맥을 짚는다.

운기(運氣) 대운(大運)과 세운(歲運)을 말한다. 세운은 매년 바뀌어서 다가오는 운세(運勢)를 말하는 것이고, 대운은 5년 또는 10년 단위로 다가오는 운기(運氣)를 말한다.

울체(鬱滯) 공기 따위가 막히거나 가득 참.

인후통(咽喉痛) 목구멍이 아픈 병. 또는 그런 증상.

임맥(任脈) 기경 팔맥의 하나. 회음(會陰)에서 시작하여 몸 앞쪽의 중심선을 따라 아랫입술 밑의 혈(穴)인 승장(承漿)에 이르는 경락(經絡)이다.

장부(臟腑) '오장 육부'를 줄여 이르는 말.

조병(躁病) 기분의 고양, 의욕의 항진, 관념의 분일(奔逸) 따위의 상태를 특징으로 하는 정신 장애.

진액(津液) 생물의 몸 안에서 생겨나는 액체. 수액이나 체액 따위를 이른다.

침구(鍼灸) 침과 뜸을 아울러 이르는 말.

팔괘(八卦) 중국 상고 시대에 복희씨가 지었다는 여덟 가지의 괘. 〈주역〉에서 세상의 모든 현상을 음양을 겹치어 여덟 가지의 상으로 나타낸 [건(乾)], [태(兌)], [이(離)], [진(震)], [손(巽)], [감(坎)], [간(艮)], [곤(坤)]을 이른다.

풍병(風病) 중추 신경 계통에서 일어나는 현기증, 졸도, 경련 따위의 병증을 통틀어 이르는 말. 풍사(風邪)를 받아 생기는 병을 통틀어 이르는 말. ≒풍기(風氣)·풍증(風症)·풍질(風疾).

함미(鹹味) 짠맛.

혈맥(血脈) 동물의 몸에서 피가 도는 줄기. ≒맥(脈).

혈허(血虛) 영양 불량, 만성 질병, 출혈 따위로 혈분(血分)이 부족하여 생기는 증상.

후박(厚朴) 후박나무의 껍질. 위한(胃寒), 곽란(霍亂), 구토, 설사 따위의 치료에 약으로 쓴다.

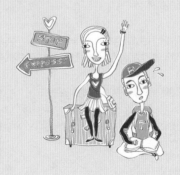

한의학 관련 학과가 있는 대학들

한의과 대학 (국가시험을 통해 한의사 면허증을 취득하는 곳)

서울	경희대
부산	동의대
대전	대전대
경기도	가천대
강원도	상지대
충청도	세명대
전라도	동신대, 우석대, 원광대
경상도	대구한의대, 동국대

한의학 전문대학원 (국가시험을 통해 한의사 면허증을 취득하는 곳)

가천대, 경희대, 대구한의대, 대전대, 동국대, 동신대, 동의대, 부산대, 상지대, 세명대, 우석대, 원광대

한약학과 (국가시험을 통해 한약사 면허증을 취득하는 곳)

서울	경희대
전라도	우석대, 원광대

한약 관련 학과 (졸업을 하면 한약도매관리사 자격증을 취득하는 곳)

서울	경희대(한방재료가공학과)
강원도	강원대(생약자원개발학과)
충청도	극동대(한약자원학과), 세명대(자연약재학과), 중부대(한방제약과학과)
전라도	남부대(한방제약개발학과), 동신대(한양재약리학과), 목포대(생약자원학과), 순천대(한약자원학과), 호남대(한약재산업학과)
경상도	경운대(한방자원학과), 경주대(한약재개발학과), 대구한의대(한방생약자원학과, 한약재약리학과), 안동대(생약자원학과), 한국국제대(약재산업학과)

기타 한약 관련 학과

전라도	고구려대학(한약보건의료과), 동신대(한약재산업학과), 우석대(한약학과), 원광대(한약학과), 목포대(한약자원학과), 순천대(한약자원개발학과), 전북대(한약자원학과)
경상도	마산대학(한약재개발가)

나의 미래 계획 다이어리

나를 알아보는 단계

미래 계획을 세우기 전에 나를 알아보는 것은 중요하다. 재능 있는 사람도 즐기는 사람을 당할 수 없다고 한다. 내가 가장 좋아하고 잘할 수 있는 일은 무엇일까? 자, 자신이 좋아하는 일들로 지면을 가득 채워보자!

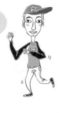

난 게임이라면 자신 있어! 이래 봬도 고수란 말씀!

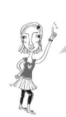

게임 얘기 할 줄 알았어. 난 놀고먹는 게 제일 좋은데 어쩌나~

보너스 문제

이것만은 절대 못 하겠다!

다른 건 어떻게 해보겠는데, 정말 하기 싫은 것이 있을 것이다.

눈치 보지 말고, 마음껏 적어보자!

본격적인 계획 단계– 목표 설정

나에 대해 알아보았으니 이제 본격적으로 자신만의 맞춤 계획을 세워보자. 먼저 자신이 무엇을 하고 싶은지 적어보자. 목표가 확실하지 않으면 계획을 진행하기 어렵기 때문에 신중히 생각해야 한다.

부자가 되는 것도 좋지만, 실현 가능한 목표를 세우는 것이 좋요해. 그러기 위해서는 좀 더 구체적으로 생각하는 게 좋겠지?

나는 부자가 될 거야!

실행 단계

목표를 정했으니 이제 거침없이 계획을 진행해 보자. 자신이 세운 목표를 이루기 위해서는 어떤 일들을 해야 하는지 적어보자.

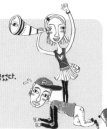

나의 목표 - 방학 동안 체중 5kg 감량

계획
저녁은 오후 7시 이전에 먹는다. → 저녁은 안 먹지만 야식은 먹었다.
일주일에 3번 이상 줄넘기를 한다. → 일주일에 3번 이상 줄만 간신히 넘었다.
군것질을 줄인다. → 군것질은 줄었지만 외식이 늘었다.

단, 계획이 잘 실행되고 있는지 수시로 체크하는 것이 중요하다!

10년 후 나의 모습

이렇게 계획을 세우는 것만으로도 마음이 든든하다. 이 든든한 마음을 가지고 10년 후 자신의 모습을 생각해 보자!

파티시에가 되어서 사람들에게 꿈과 희망도 같이 나눠주고 있을 것 같아! 상상만으로 빵 냄새가 솔솔 나는 것 같아.

와~ 그럼, 나 빵 많이 주어야 해! 공짜로~

이영종 교수님은....

현재 가천대학교 한의과대학에서 본초학을 가르치고 있다. 대한본초학회 회장, 대한발효한약학회 회장, 한국보건의료인국가시험원 한의사시험위원장, 한의학교육평가원 이사, 우리한약재살리기운동본부 상임대표 등을 역임하였고, 현재 식품의약안전처 중앙약사심의위원으로 활동하고 있다. 주로 우수한 한약재를 재배, 유통시킴으로써 한약재의 품질을 높이는 데 많은 관심을 갖고 연구하고 있다.

나의 미래 공부 16

MAP
Of MT 한의학
TEENS

초   판 1쇄 펴낸날 2008년 11월 10일
개정 2판 1쇄 펴낸날 2024년 12월 13일

저자 이영종
발행인 서경석
책임편집 정재은 마케팅 서기원 제작·관리 서지혜, 이문영
디자인 All Design Group 일러스트 문수민
펴낸곳 청어람 엠앤비
출판등록 2009년 4월 8일(제 313-2009-68호)
주소 서울특별시 구로구 디지털로 272 한신IT타워 404호 (08389)
전화 02)6956-0531 팩스 02)6956-0532
전자우편 juniorbook0@gmail.com
정가 15,000원
ISBN 979-11-94180-04-3 44510
      979-11-86419-42-7(세트)